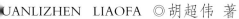

UANLIZHEN LIAOFA ◎胡超伟 著

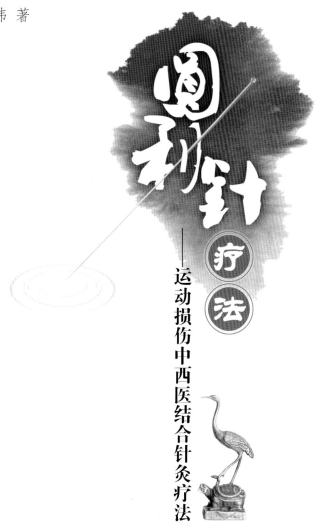

圆利针

疗法

——运动损伤中西医结合针灸疗法

U0232559

长江出版传媒 Ⓚ 湖北科学技术出版社

内 容 提 要

　　圆利针疗法是根据古九针中的圆利针针具的特殊形态和其作用为基础，以现代运动学解剖学理论为指导，对针具形态加以改进，结合现代医学、解剖知识和运动学知识来确立针刺点，运用针灸的"合谷刺"针法针刺，从而形成治疗急慢性软组织损伤疾病的一种新的针灸疗法。该疗法不同于以往任何一种中医针灸疗法，它是运用西医运动学原理，首先确定疼痛是什么动作或什么姿势状态下产生的，然后分析该动作的参与肌群或维持该姿势稳定性的参与肌群，结合解剖学结构和力学平衡结构确定其中最易损伤的肌肉，然后对该肌肉的起点、中点和止点采用特制的圆利针，用"合谷刺"手法进行治疗，以达到调整肌肉的痉挛状态来治疗疾病的一种方法。其治疗点不是传统针灸疗法的穴位点，而是肌肉的起点、中点、止点，也就是说该疗法对没有中医穴位疗法基础的人也可以学会，只要你有西医的解剖知识，就可以学会该疗法。本书采用西医学知识为理论，中医针刺技术为指导，是完全的中西医结合方法，为软组织损伤这一疼痛疾病开辟了一个全新的治疗领域。该书理论与实践相结合，实用性强，是针灸、推拿、中西医骨科、疼痛科专业、临床医师的一本较好的参考书。

作 者 简 介

胡超伟 男，1971 年生，湖北省咸宁市人，毕业于康复医学专业，现在北京海淀区马甸东路 19 号的金澳国际大厦设立有自己的工作室。从事针灸临床工作至今，积累了丰富的实践经验，治病方法采用中西医结合，疗效独特，对临床多种慢性常见病及疑难病有独到的见解，遵古而不泥古，崇今而不废古，从业针具达 60 多种，充分发挥各种针具的特性，强调"辨症施治，因病施针"，将中西医疗法及各种针灸工具在临床运用中达到完美结合，尤其是在软组织损伤病中，更是发挥得淋漓尽致，疗效神速。

从事针灸临床及针灸教学工作，曾在荆门市康复医院工作 20 余年，日针灸门诊病人达 100 余人次。既是患者朋友信任的医生，又是受学生们喜爱的老师，近年来在全国性期刊上发表的文章达十余篇，2003 年被中华传统医学会授予"中华名医"称号。2014 年华人频道《中国好医生》对胡超伟医师做了专题报道。

约诊电话：010 - 82088779

咨询电话：15311381199，15926668659

诊所地址：北京海淀区马甸东路 17 号金澳国际写字楼二楼胡超伟中医诊所

《圆利针疗法》发明人，《超微针刀疗法》发明人，《脉法针灸》创始人，中国超微针刀疗法网站的创办人。

主要成就：

【四大理论】杠杆理论；拉杆理论；链条理论；弓弦理论。

【超微针刀】超微针刀疗法是胡超伟教授独创的浅筋膜松解治疗软组织损伤的疗法。

【圆利针】圆利针疗法是采用西医学知识为理论，中医针刺技术为指导，是完全的中西结合方法。为软组织损伤这一疼痛病开辟了一个全新的治疗领域。

【超微针刀疗法特点】安全：不用麻药和激素，进刀深度不超过0.5cm，治疗时不会伤及神经及重要血管。

速效：对各类软组织损伤性疾病可取得当场见效、立竿见影的效果。

微痛：刀口只有0.4mm，最大限度地减轻了患者的疼痛。

简便：每次治疗仅需1~3分钟，每3天1次，大大减轻了医生的工作压力。

【脉法针灸】将传统的中医诊脉与针灸完美结合，运用分经诊脉法结合中医穴位学，及时准确地找出人体阴阳失衡的穴位，有边扎针边摸脉的方法调理其脉象，从而达到人体阴阳平衡的目的，同时也使针灸刺激达到量化的标准，此法尤其对阴阳失调症中的前列腺炎、阳痿、阴囊潮湿、失眠等病可立竿见影。

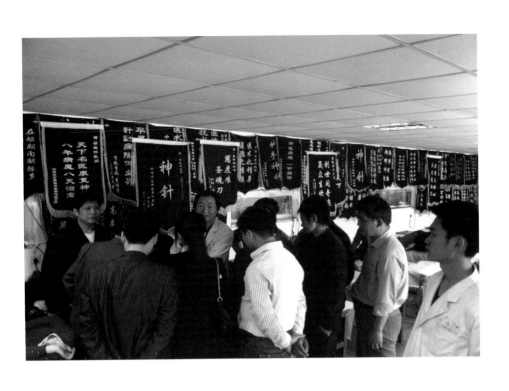

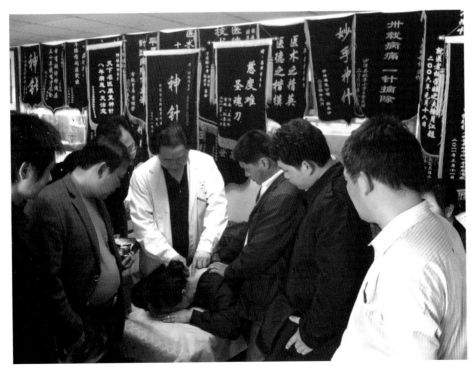

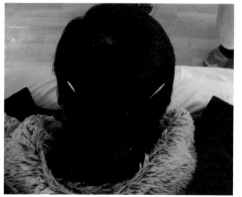

头后小直肌损伤治疗针法

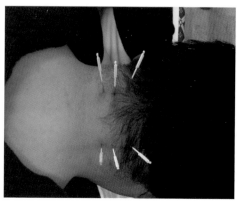

颈椎病治疗针法

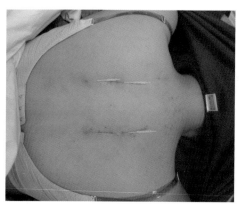

菱形肌损伤治疗针法

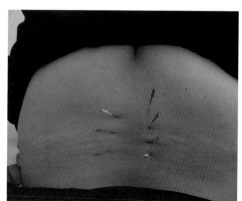

腰骶部疼痛治疗针法

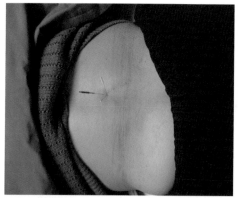

棘上、棘间韧带损伤治疗针法

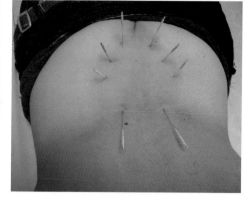

腰骶三角区及竖脊肌损伤治疗针法

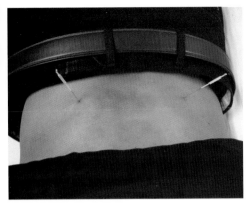

腰三横突综合征治疗针法

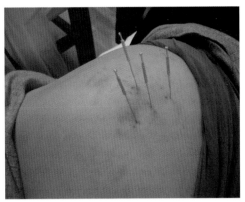

梨状肌损伤治疗针法

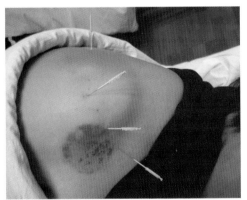

肩周炎治疗针法

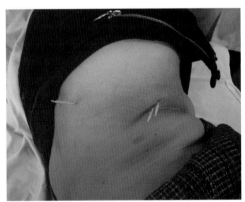

腹外斜肌和腰骶三角区劳损治疗针法

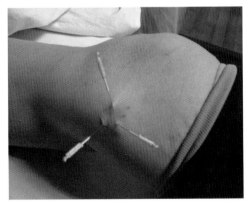

膝关节内侧痛治疗针法

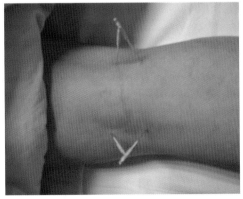

膝后痛治疗针法

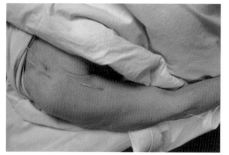

肱二头肌损伤治疗针法

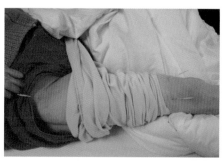

股四头肌和股直肌损伤治疗针法

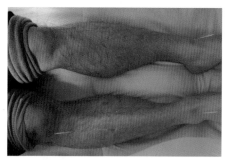

胫骨前肌损伤治疗针法

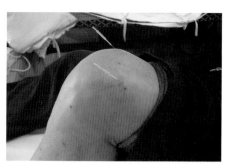

股四头肌损伤治疗针法

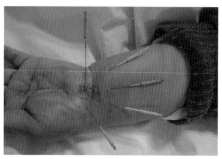

腕管综合征治疗针法

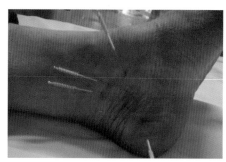

跗管综合征治疗针法

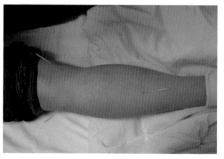

腓肠肌损伤治疗针法

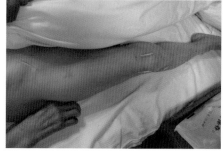

中风偏瘫下肢治疗针法

序

中国医药学是一个伟大的宝库，是我中华传统文化重要的组成部分，针灸医学则是这一宝库中灿烂的明珠，在世界人民的健康保健中，放出了夺目的异彩。胡超伟医师是一位医术精湛、思维敏捷、感情丰富、语言流畅、文笔潇洒、医德高尚的中医奇才，凭着他那坚实的中医理论功底，凭着他那十余年来临床刻苦探索，凭着他那满腔热血，对患者的仁爱之心，认真研究中西医各家之长，使针灸医学得以发扬光大。

《圆利针疗法》一书，体现了他古为今用、洋为中用、中学为体、西学为用的治学理念。我与胡超伟医师相互勉励、相互学习交往数年，成为忘年之交。他真正做到了一位青年学子的"敏于世而慎于言"。他为人敦厚、朴实、好学，尊重前贤、团结同仁、沤心沥血、乐育英才。

本书的出版对中医针灸临床工作者、中西医结合临床医师乃至从事中医针灸临床研究者、中西医院校师生提供了可靠的借鉴与参考。我拜读两遍之后，欣喜若狂、夜不得寐，故不遗余力向医界同仁诚挚推荐之。

胡　光

2007 年 5 月 8 日

前　言

我在针灸临床中，对软组织损伤一类的疾病，运用毫针选穴治疗，无论是疗效或疗程上都不尽人意，有的疾病近期疗效满意而远期疗效不满意，有的疾病疗效要经过多次治疗甚至是几十次的治疗才能体现，我们经常看到某某名家的临床治验录，而我们实际运用时则达不到名家的疗效。总之不管是针灸选穴理论，还是针刺手法上都不易被掌握，尤其是针刺手法，同一穴位，每个人的手法操作效果是完全不同的，这说明手法上每个人之间存在着很大的差异性。针灸选穴理论上是否一致呢？我们经常看见不同的针灸医家在治疗同一种病时，各家所选的穴位都不尽相同，这一点因各家对疾病的认识不一致所造成，也就是我们常说的同病异治，但这对我们学针灸的人来说有些无所适从。

我们知道软组织损伤性疾病，在针灸临床中占相当大的一部分，软组织损伤疾病的疗效关系着每一个针灸医生的生存与发展，有没有一种选穴简单而手法操作容易的针刺方法来解决软组织损伤性疾病呢？我经过十几年的努力，结合中西医学知识开发出了一种针灸疗法——圆利针疗法。

在古代"九针"圆利针的针具形态在《灵枢·九针论》中这样描述，"圆利针，取法于氂针，微大其末，反小其身，令可深内也。长一寸六分。"其针形如长氂，针尖部略大而针身反而小。古人这样设计，自有他的道理，就其形态而言，笔者认为圆利针的设计比一般针要粗，在针刺治疗时，在对针体的周围形成一个挤压，通过调整局部肌张力，缓解肌肉痉挛达到止痛的目的，而目前我们采用推拿、按摩等治疗方法，其本质也都是通过机械压力，对操作部位进行挤压按揉，引起生理学或生物化学反应，来达到治疗目的。圆利针在用途上《灵枢·官针》云："病痹气暴发者，取以圆利针。"《灵枢·九针论》亦云"主取痈痹也。"而痈痹针刺的主要刺法在痛点针刺，即针灸医学的阿是穴疗法。痈肿的治疗目的是扩大针孔而排脓血，痹症的治疗之意又是什么呢？根据以上的疑问结合现代疼痛解剖学的分析，痹症疼痛点多在骨突附近，即肌肉韧带的附着点。而现代医学证明韧带、筋膜对切割、穿透损伤不敏感，而对挤压，与内脏平滑肌一样十分敏感。当圆利针针刺时，粗大的针体刺入机体后，对肌肉、韧带、筋膜形成一个挤压，产生一系列生物化学反应，使排列紊乱的肌细胞迅速整合，使肌肉韧带的痉挛状态立即得以松解。基于以上认识与思考结合现代毫针的形态学，从而将古代圆利针针形改为现代毫针针形，使针体比古代圆利针针体小，比现代毫针针体略粗。这样既没有古代圆利针针刺时剧烈的疼痛感又保留了古代圆利针的粗大特点和治病原理，从而更易为临床患者所接受。

在针刺点的选取上结合现代运动医学和解剖学理论，找出引起疼痛的参与肌群中最易劳损的肌肉（一般同一动作的参与肌群中，肌块较小的肌肉较易劳损和因解剖关系，一个附着点的两块功能不一致的肌肉，反复不同步的收缩也易发生摩擦劳损）。临床上疼痛点一般在肌肉的起点、中点或止点上，值得说明的是临床上肌肉的这三点不一定都会有压痛，但治疗时都应选用。而中医传统阿是穴针刺法是以痛为俞，哪疼就针哪，以达到缓痉散结、理气止痛之效，所以运用圆利针针刺以上三点，在临床运用上也有立竿见影之效。

《灵枢·官针》云："凡刺有五，以应五藏"这点从五脏应合五体（皮、脉、筋、肉、骨）的关系分成的五种刺法，《灵枢·官针》云："合谷刺者，左右鸡爪，针于分肉之间，以取肌痹，此脾之应也。"而软组织损伤之疼痛多为脾虚气弱、肌肉筋脉失养之症，病位在脾，合谷刺应合了脾气，从而达到祛肌痹、缓拘挛的目的。圆利针在刺法上运用扇形刺，其刺法上与合谷刺相一致，所以其治法有松解痉挛也就是中医学的祛肌痹、缓拘挛的作用。

本书将西医运动医学、解剖学、中医针灸理论有机结合，为临床提供一种全新的中西医结合的疼痛新疗法，对疼痛病的针灸治疗无论从选穴还是操作上更易为临床医生所掌握，疗效上更加确切，为软组织损伤性疼痛病的针灸临床又开辟了一条全新的思路。因作者水平有限，错误和疏漏难免，恳请同仁赐教和指正。本书的出版得到了万小莉、李峰二位同仁的大力支持，在此一并谢过。

再 版 说 明

《圆利针疗法》自2007年出版后得到广大医务工作者及广大针灸爱好者的喜爱。其中运动医学理论在临床中的运用得到广大读者的认可，很多读者打来电话与我探讨临床中常常遇到的一些疼痛动作的参与肌肉。这也是我要告诉读者的，如何理解，如何读懂《圆利针疗法》的一个重要启示。一般书中往往只提到单独的一块肌肉损伤所产生的症状及动作，而临床治疗中往往很复杂。一般疼痛是由一组或几组动作的参与肌肉所产生，所以我们要认真分析，其中的疼痛动作，分别由哪几个动作参与，再根据参与动作去分析所损伤的肌肉软组织。一般多为多块肌肉软组织损伤所引起。

另外，还有很多的读者在临床执业中往往抓住患者的疼痛部位，这样就阻碍了运动医学的发挥。因为临床上很多疼痛并不是由引起疼痛部位的肌肉软组织损伤引起。换句话说，很多疼痛部位是由其它肌肉软组织传导给它的。因人体肌肉软组织就像一张包裹人体骨骼的网一样。你看到的或是感觉到的不一定是这张网的原发部位，所以我们不能根据患者的疼痛部位去简单地分析其痛点所在的肌肉软组织，一定要根据患者引起疼痛的动作去分析判断受损的肌肉软组织，这样就不会出错。

人体疼痛部分可能不是原发的受损部位，除是其他与之相连接的肌肉因其受损痉挛产生牵拉传导所致外，还有可能是相对称的对侧肌肉痉挛牵拉所致。这就是我们的另一本书《超微针刀疗法》中所提到的拉杆理论。如将人体骨性组织看成一个电线杆，在电线杆四周分布有四根固定电线杆的铁丝。如果其中一根铁丝拉紧，则其他三根铁丝也处于绷紧状态。运用到人体来说，当骨骼一侧的肌肉因其受损痉挛拉紧，则其它三个方面的肌肉也会为了保持力学平衡而处于绷紧状态。如果另外三方肌肉软组织，有一个因曾经受到伤害刺激，其痛阈值会减低，肌肉软组织会变得异常敏感，往往会表现出先行疼痛的特点，而真正的原发病肌肉是对侧，这就是拉杆理论。当然肌肉软组织还有其他的理论，如弓弦理论、杠杆理论、链条理论，在此不一一讲述，读者可以在我们网站www. zgcwzd. com 中查询，也可阅读《超微针刀疗法》一书。

力学平衡失调是引起肌肉软组织受损的基础，所以临床上我们根据力学来分析人体的肌肉软组织损伤，在辅助检查方面尤其重视骨骼之间的异常力学平衡状态。如脊柱的生理曲度改变，"X"型或"O"型腿。椎体间隙的改变等等这些都是帮助我们分析力学平衡失调的一个非常有力的佐证。也就是说"X"光所提示的骨性结构消息要比 CT、磁共振所提供的消息要好用得多，再结合动作一起分析这样就极大地提高了诊断的准确率。当然，比如椎管内的肿瘤或占位性病变的判断还是要靠CT、磁共振来排查。

基于以上原因我们一般只作"X"光检查，加以动作分析来诊断软组织损伤，用力学的眼光去看待骨性结构，去读"X"光片，这是另一个视角。这也是我将要写的运动医学"X"光片读法。这一本书已在编写中。

最后在使用圆利针治疗时，要说明一点，一般一块肌肉的起点、止点、中点，我们只需针刺一个治疗点即可，不需要三点都针刺。书中的起止点都是治疗点，我们只扎一点即可达到理想疗效，这样减轻患者因针刺带来的痛苦。

我是一名针灸医师，运动医学的运动性损伤也是从中医的整体观来考虑的一种医疗方法。如中医的上病下治，左病右治或内病外治，在读《圆利针疗法》一书中一定要加以运用。如上文说到的疼痛部位的肌肉软组织不一定是原发的病变软组织，可以通过与之相连的肌肉软组织来考虑，这就是中医学所说的"上病下治"或"下病上治"；而拉杆理论则是"左病右治"。在对一些比较有风险，如肌肉附近有重要的脏器或部位比较深的肌肉软组织病变时，可以通过骨性杠杆的原理将其移到安全的浅层来加以治疗，这就是"内病外治"。所以圆利针疗法在临床运用时，一定要充分发挥整体观。在做针灸治疗时，更要注重整体观。如我们在临床工作中通过脉象的强弱、气血的虚实总结出一套将脉法与针灸方法相结合的独到的针灸方法，通过分经诊脉法，可以从手下的脉象平稳后出针，使针灸的刺激量有一个量化的标准，而不是根据个人的行针经验，这样针灸医师自己知道病人的症状有无好转。一般是当面见效，无需去问患者疗效。这本书也在编写中，将来我会总结出来贡献给大家。

关于圆利针

我们都知道针灸虽然是中国的国粹，但是针灸科在各大医院中处于尴尬的地位。近年来随着西方医学的介入，大家都知道针灸乃至中医的市场在逐步萎缩，这是为什么呢？

至少疗效是其中的一个原因。

古人记载效如"撞鼓"的疗效，我们绝大部分都实施不出来。这是个普遍的现象，而疗效非常好的针灸大夫相对要少得多。我分析了一下其中有以下三个原因。

1. 针灸手法

中医针灸的手法有很多种，我们教科书上记载的就有十几种单一的行针手法和十几种复合的行针手法。这些只是我们所能看到的大师级别的针灸医师的外在手法，而学生模仿起来往往形似而神不似。其中真正的内涵也只有施针者知道。古书中记载了医者的感觉"如鱼吞钩之沉浮"。钓过鱼的人应该都有体会，当鱼在咬钩时，浮漂会出现一上一下的沉浮运动。如果此时拉动鱼竿，会钓上鱼来，这一解释也就说明了扎针灸的感觉就像钓鱼，针下有一种类似钓上鱼时的沉紧感。沉紧感用现代医学的解释就是肌纤维缠绕了针体或针尖而产生的。扎针如钓鱼，也可以理解为扎针就是钓病气。钓鱼时还有一种情况，如果鱼游过来，将沉入水中的鱼线给绊动一下，浮漂也会出现上下沉浮的运动，此时拉动钓竿是不会钓上鱼来的。这一点极像我们扎针的过程中，肌纤维缠绕住了针体，而不是缠绕住了针尖，虽然也有沉紧感，但达不到穴位的针刺要求，是钓不出病气来的。所以我们针灸手法的内涵不是提、插、捻、转等外在的表现形式。书上介绍的一些手法只是给我们提供手法的操作方式，我们扎针灸时一定要感觉肌纤维缠绕住了针尖的沉紧感，这才是针灸秘而不传的手法要求。

2. 针灸理论的教学不完善

针灸是一门易入门但难精通的医学。很多医学院校的学生毕业后，只能扎几个书本上的常见穴位，治疗比较简单的几个常见病。这是为什么呢？

其实是在针灸知识的灵活运用上出了问题。我们中医的教学模式和西医的教学模式几乎是一样的，呈板块式的教学。西医将解剖学、检验学及各大脏腑都是分开来讲的，是一种"数据医学"。中医也采用的是板块式的教学，而没有按古人"天人合一"的推理方式去讲学，虽然很多中医知识，学生们都掌握得很好，但不会灵活运用，不会推理，很难将五脏六腑之间的联带关系建立起来。

我们古人有一句话"牵一发而动全身"，一定要在脑海中建立脏腑之间的平衡制约关系，了解脏腑间各自的功能状态。在运用针灸治疗时，除了运用针灸独有的经络诊断系统，还要运用脏腑间的一套诊断系统，所以相对复杂得多。学生掌握起来不容易。

3. 针具规格的差异太大

古代出土的针灸工具是很粗大的，就是离我们最近的清朝，针灸工具也是非常粗大的。粗大的针具对穴位的刺激相对要强得多。而现代的针灸工具比古代的要细得多，要精致很多。运用现代很细的针灸工具，在同一穴位上治疗，其疗效会一样吗？如果我们将针具复古，恐怕我们现在的针灸门诊没有几个患者敢扎针。因为疼痛本身也是导致我们针灸事业发展不太好的一个原因。

根据我多年的研究，针具我们不复古，但可以比现代的针灸工具粗大一点，达到患者可以接受的最大程度。这样在治疗的时候疗效会提高很多。经过多年的研发，我认为圆利针合适的直径为0.5mm。根据治疗部位的不同，我们将圆利针分成三种规格：

小号圆利针：0.5mm×50mm

中号圆利针：0.5mm×75mm

大号圆利针：0.5mm×100mm

以上规格大家根据治疗部位的深浅来选用合适的圆利针，我们可以办理邮购业务。

咨询电话：15926668659

目　　录

圆利针

疗法

——运动损伤中西医结合针灸疗法

第一章　圆利针疗法概论

第一节　圆利针疗法的形成

　　针灸疗法从远古时期的砭石针疗法到现今已有 2000 多年的历史，属中医范畴，与国画、书法、京剧合称中国四大国粹，为祖国的医疗事业作出了不朽的贡献。近年来针灸已走出国门为世界多数国家所认可，尤其以治慢性病见长。目前，针灸医疗门诊的主要对象以慢性运动性损伤为主，传统的毫针在治疗运动性软组织损伤疾病时，因针具与古代针具不一样（古代因制针工艺的制约或是基于其它方面的考虑针具较粗大，现代制针工艺的精良和从针刺时的疼痛保护方面考虑针身较细），而针刺手法及补泻手法上仍沿用古代针法，故往往感力不从心，疗效不好，达不到古书上记载的"神效"。这也是大多数针灸同道共同的感慨。必须寻找一种选穴更为简单、手法操作更易为医者掌握的方法，这是圆利针疗法诞生的原始动力。

　　《灵枢·九针论》"虚邪克于经络而为暴痹者也"。运用现代医学理论可理解为：临床上一些慢性运动性损伤的常见疼痛病中，往往是肌肉或附着在骨突处的肌腱、韧带，经过急慢性的运动性损伤或积累性损伤，而导致局部组织缺血缺氧，肌肉或肌腱的成分发生变性。当遇到寒冷刺激时，局部组织血管收缩，血运障碍更加明显，而局部代谢产物（如乳酸、钾离子等）得不到有效清除刺激周围的神经或痛觉感受器而产生疼痛。其内因为脾虚气弱、肌肉失养、肝肾两虚、骨软筋纵，外因为寒冷刺激即中医所说的"寒邪"。对运动性损伤这一疾病的治疗，古代医家在针具上《灵枢·官针》这样描述"病痹气暴发者，取以圆利针"，《灵枢·九针论》云"圆利针主取痛痹者也。"古代九针发明的初衷，无非是以不同的针具对症施治，强调发挥不同针具的特异性，避免了单一针具施治的局限性。以上可以看出圆利针是九针中主治暴痹的首选针具。

《灵枢·九针论》对圆利针针形的描述为"圆利针，取法于氂针，微大其末，反小其身，令可深内也，长一寸六分。"其针形为一未开的荷花形，这样针刺时就有两大缺点，第一，因针尖部位大针刺时不易进针，难于操作；第二，针刺时疼痛厉害，患者不易接受。我在临床工作中根据现代人对疼痛的耐受度，将针设计成现代毫针样式，只是针身加粗，直径为0.7mm，这样既保持了圆利针粗大的特点，又利于针刺手法操作，患者易于接受。

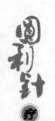

在早期的治法上我是运用阿是穴疗法。阿是穴疗法是针灸临床中经常运用的方法。所谓"阿是穴"可能是古代医生在循按穴位时，问病人"是不是这里痛，是不是这里胀"，病人往往因疼痛而"阿"的一声，随后答道"是"，所以"阿是"就成了现今的阿是穴（即痛点）。之后随着对疼痛解剖学的深入研究发现，有些阿是穴在两头肌腱的附着点上，有些阿是穴在肌腹上，为什么这三个部位都出现疼痛或酸胀呢？如果痛点在肌腱上的肌肉，我们加一个肌腹点和另一个肌腱止点或起点进行针刺，或痛点在肌腹上的肌肉加上肌肉两侧的起止点针刺，疗效会是怎样的呢？通过试验疗效是呈现叠加的效果。那么这些"阿是穴"点是否有什么规律可循呢？软组织损伤引起的疼痛到底在西医解剖上有没有一定的规律呢？带着这些疑问，查阅大量医书，终于解开了其中的规律。要想了解软组织损伤产生疼痛的原因，首先要明确产生疼痛的动作或姿势，然后根据运动学的知识，判断该动作的参与肌肉或维持该姿势的参与肌肉，明确其各自的起止点，通过该肌肉或韧带的功能来设定特殊的检查动作来判断肌肉是否损伤，从而确立治疗点，这样圆利针疗法的形成初具规律性。以上也只是在临床治疗上的一点经验，那么在理论上又有什么依据可循呢？分析软组织损伤性疾病的一系列治法，如推拿、理疗、按摩都是软组织损伤性疼痛的常用治法，而他们的本质，都是通过机械压力引起生物化学反应，以对抗、调控疼痛或其他病症。常用的如揉法、捏法、一指弹压法，都是通过各种压力的刺激对肌肉形成一个挤压，以达到松解肌肉、韧带的目的，这种挤压只是通过从外部的手法来完成，即可达到治疗效果，如果我们从内部也就是"痛点"上来进行更加精确的挤压，那么疗效是否比按摩这一古老方法来得更快一些，疗效更好些呢？结合圆利针粗大的特点对劳损肌肉的起点、止点或肌腹施针，当针进入机体后对软组织形成了靶点式的挤压，疗效较推拿、理疗理想得多，肌肉韧带迅速得到松解，从而为圆利针疗法奠定了基础。

毫针治病，首先应保证针体进穴要"得气"，这在传统针灸理论中是一个很重要的概念，"得气"一词首见于《黄帝内经》，《素问·离合真邪论》中说："吸则内针，无令气忤，静以久留。无令邪布，吸则转针，以得气为故。"也就是说，当针刺入腧穴后，通过施用捻转提插等手法，使针刺的部位产生特殊的感觉和反应，谓之得气，也称针感。《灵枢·九针十二原》言："刺之要，气至而有效，效之信，若风之吹云，明乎若见苍天。""刺之而气不至，无问其数，刺之而气至乃去之，勿复针。"以上说明得气是毫针疗效取得的关键，得气与否和得气的迟速，不仅可以直接关系到针刺治疗的效果，而且可以借此窥测疾病的预后。《针灸大成·经络迎随设为问答》更为明确地强调得气的重要性："只以得气为度，如此而终不至者，不可治也。"现代针灸教材中也强调：一般地说，得气迅速，疗效好；得气较慢，疗效就差；若不得气就可能无治疗效果。但是随着现在医学的研究，不得气而疗效好的例子也很多，最为典型的是腕踝针疗法和浮针疗法，他们针刺时以不得气为佳，与"得气而有效"恰恰相反。得气古书记载医者手下感觉为"如鱼吞钩之沉浮"。病者身上的感觉为"酸、麻、重、沉"。按现代的解剖分析，当毫针刺中不同的部位会产生不同的针下感觉，这在医患之间有一定的规律可循（第九章中有详细论述），如果单用得气囊括不同的感觉容易造成忽视，从而导致理论上的过于笼统，不具备很好的临床指导价值，在一定程度上可能造成误导，运用逆向思维来推断，既然针刺后不同的感觉造成同样的结果，也就是说不同的原因导致了同样的结果，这在医学上是矛盾的，唯一可以解释这种矛盾的是，这种"原因"并非真正的原因，也就是说"得气"这种感觉本身并不如想像的那么重要，或者至少其中部分感觉不很重要，浮针与腕踝针操作时，不得气时疗效反而大，而"得气"疗效反而小，这一点说明得气是和疗效没有因果关系的伴随现象。除针灸和针刺麻醉外，祖国医学中的埋线、头皮针、火针、刺血、刮痧、拔罐、穴位挑刺、耳针、鼻针、舌针、手针、腹针、足疗和近代的小针刀、穴位注射以及西方医学的理疗，运动疗法等虽然其治疗方法和治疗机制不同，但是他们的共同特点是对人体皮下筋膜等结缔组织进行适当的刺激，这是上述治疗方法对某些疾病有显著疗效的关键所在。圆利针疗法的操作，医者只需将针刺到特定的部位无需注意得气与否，即可达到疗效，其疗效的取得是依靠粗大的针体对软组织形成挤压使软组织肌张力降低，另外挤压也是将机械能转换成热能的过程，热能有温经散寒、活血行气的功效，从而达到修复受损的软组织的目的。一般在圆利针穿过肌腱或肌肉起止点等较硬或较紧密的组织时才会产生沉重感，患者会出现酸胀感，这一点在临床上容易理解和接受。关于留针时间，据《灵枢·五十营》篇所言："二十八脉……漏水下百刻，以分昼夜……气行十六丈二尺……一周于身，下水二刻。"指出气血运行一周需时二刻。一昼一夜为一百刻，二刻为 28 分 40 秒。《灵枢·营卫生会》篇所言："营在脉中，卫在脉外，营周不休，五十而复大会，阴阳相贯，如环无端"。营卫一昼一夜在人体运行 50 周，以24 小时 1 440 分钟计算，即 28 分 48 秒循环一周。现代有学者从肘静脉注射美兰药剂，对血液进行染色观察，当血液经过一个体循环和肺循环再一次在肘静脉测出美兰物质的时间，经过大量的实验观察为 30 分钟左右，从以上三点看来，留针时间至少要经历一个气血循环周期，即 30分钟左右，《素问·离合真邪论》篇曰："静以久留，以气至为故，如待所贵，不知日幕。"这些都说明了留针的重要性。

关于圆利针的留针，要从圆利针的治疗机理及治疗病种来考虑。圆利针治疗的疾病，目前我还只停留在治疗软组织损伤性疾病上，而软组织损伤性疾病的主要病机病理为软组织痉挛而产生疼痛，其治疗目的也就是消除痉挛和消除过高的肌张力。临床上我们发现圆利针施治时软组织的痉挛状态可在针刺后的瞬间消失。另外从西医角度分析，人的血液循环在人体不动的情况下，或相对不动的情况下（即留针的固定体位下），血液循环会逐渐变慢，随着留针时间的延长而逐渐减慢。中医理论也认为"中敌即止"，也就是说达到了治疗目的即可停止针刺。所以我们临床上对圆利针的留针一般是当组织对圆利针的针刺产生适应即可，也就是说圆利针针刺时患者的"酸胀"等"针感"消失即可。一般时间为 1 ~ 2 分钟。

对一些久病或软组织有粘连的患者，因发病年代久，局部气血循环障碍明显，组织局部顺应性降低或施针时没有感觉，局部张力松解和痉挛解除的患者，我们采用留针半小时的办法来给病变软组织以充分的调整时间，从而达到治疗目的。

第二节　圆利针疗法的靶点结构基础

圆利针疗法主要治疗的是软组织损伤性疾病，其治疗点有别于传统十四经的穴位，完全以西医的人体解剖为基础，尤其是与肌肉的解剖最为密切。

一、骨骼肌正常状态的超微结构解剖

骨骼肌纤维呈圆柱状，直径为 10 ~ 100μm，长短不一，短的仅数毫米，长的可达数厘米。肌纤维有明、暗相间的横纹，肌细胞核为扁椭圆形，每个肌纤维有许多细胞核，位于肌纤维的周边，紧靠肌膜的内表面。肌浆内有大量的肌原纤维，肌原纤维有明、暗相间的带。每个肌纤维内，所有肌原纤维的明带、暗带对位整齐，在暗带的中央，有一窄的浅色区 H 带，H 带中央有一薄膜称"M"线。在明带中央有一薄膜叫"Z"线，两个"Z"线之间的一段结构为一个肌节，是肌原纤维的结构和功能单位，肌原纤维是由粗肌丝和细肌丝构成的束，粗肌丝直径约10nm，位于肌节中央，粗肌丝的两端向周围伸出许多小突起称为横桥。细肌丝直径5nm，位于肌节的两端，固定于"Z"膜上，细肌丝部分在明带，一部分插在粗肌丝之间，达到 H 带的边缘，每一个肌节是由半个明带，半个暗带，再加半个明带组成，在明带只有细肌丝，在暗带的两端有粗肌丝及其横桥和细肌丝，H 带只有粗肌丝。在明暗带交界处，由

肌膜陷入肌纤维内形成横小管，在两个横小管之间，有些纵行小管，并有分支互相连接成网，形成肌质网，在横小管附近，纵小管的末端互相连接并膨大，形成终池。

二、骨骼肌病理状态下结构解剖

卢鼎厚教授做过超负荷运动后骨骼肌切片检查示：骨骼肌超微结构中，即肌细胞中 Z 带扭曲、变宽、甚至消失，M 线扭曲、模糊。细胞核散在分布于肌纤维中，排列紊乱。线粒体杂乱无章分布于肌节之间。

三、肌腱正常状态的结构解剖

肌腱分布于肌肉的起点或止点的两端，其内细胞数量少，分布稀疏，细胞间质多，细胞间质中有均质状态的基质和丝状纤维，其主要分布有成纤维细胞、巨噬细胞、肥大细胞、脂肪细胞、小血管，主要为成纤维细胞。其细胞间质分布有弹性纤维、胶原纤维，胶原纤维多而粗大，排列致密。

四、肌腱病理状态下的结构解剖

病理状态下细胞间质中基质排列不均匀，间质水肿，组织变性和纤维间质增多，纤维之间相互挤压，小血管充血，细胞浸润以淋巴细胞、红细胞、血小板渗出为主等炎性改变。

五、骨骼肌起止点与配布

骨骼肌通常以两端附于两块或两块以上的骨上，中间跨过一个或几个关节，肌肉收缩时，一骨的位置相对固定，另一骨的位置相对移动，肌在固定骨上的附着点称为起点，移动骨上的附着点，称为止点；一般来说，靠近身体正中面或四肢近侧端的附着点称为起点，反之为止点，在一般情况下肌收缩时，止点向起点方向运动。躯干肌通常以靠近正中矢状面的附着点为起点，止点则距正中矢状面较远；四肢肌的起点多在四肢的近侧，止点多在四肢的远侧。每块骨骼肌的起点和止点是固定不变的，就其在运动中起点和止点来说，是可以随运动的改变而变化的。

例如起于胸廓前面，止于肱骨上端的胸大肌收缩时，使上肢接近躯干。这时，它在胸廓前面的附着点是起点，肱骨上端的附着点为止点，但当上肢固定于上举位时，胸大肌收缩便可牵引躯干向上与上肢接近，这时胸大肌在肱骨上端的附着点是起点，而胸廓前面的附着点便成了止点。所以说肌在骨上的固定点、移动点是相对的，在一定条件下可以互换。

骨骼肌的配布与关节运动轴的关系密切，其规律是在一个运动轴相对的两侧有两个作用相反的肌或肌群，这两个互相对抗的肌或肌群称为拮抗肌。它们具有相互抑制规律，来维持动作以及保持某一特定的姿势。例如肘关节前方的屈肌群和后方的伸肌群，两者既互相拮抗，又互相依存，在神经系统支配下，彼此协调，使动作准确有序。在运动轴的同一侧作用相同的肌，称为协同肌，例如肘关节前面的各肌群，在运动性损伤疾病中，最易劳损的是协同肌中肌块较小、肌力较弱的肌肉。

肌肉的配布也反映了人体直立和从事劳动的特点。为适应直立姿势，克服重力影响，在进化过程中项背部、臀部、大腿前面和小腿后面的肌肉得到高度发展，变得粗壮有力。劳动促使上、下肢出现了分工，下肢肌比上肢肌粗大，上肢肌比下肢肌灵巧，此外，与语言有关的肌肉，如舌肌、喉肌也得到高度分化。

六、肌肉的辅助结构

1. 筋膜

筋膜分深浅两种：①浅筋膜，位于真皮之下，亦称皮下筋膜。包被身体各部，由疏松结缔组织构成，内含浅动脉、浅静脉、皮神经、淋巴管和脂肪组织等，脂肪组织的多少因部位、性别和营养状况的不同而有差异。②深筋膜，位于浅筋膜的深面，也称固有筋膜，由致密的结缔组织构成，它包裹肌、肌群和体壁，以及血管、神经等，遍布全身且互相连接。在四肢、深筋膜插入肌群之间，并附于骨上，形成肌间隔。深筋膜包绕肌群形成筋膜鞘，包绕血管、神经，形成血管神经鞘，在病理情况下，筋膜鞘可潴留脓液，限制炎症的扩散。

2. 滑膜囊

滑膜囊为封闭的结缔组织小囊，形扁壁薄，内含滑液，多存在于腱与骨面接触处，作用为减少二者之间的摩擦。

3. 腱鞘

手足部的一些长肌腱，活动性大，腱鞘包绕在这些长肌腱的表面，以保持腱的位置和减少运动时与骨面的摩擦。腱鞘分内外两部分，外部是由致密结缔组织构成的纤维层；内部为双层套管状的滑膜层，一层紧贴在纤维层内面，另一层包被在腱的表面，两层的移行部称腱系膜，供应腱的血管、神经由此通过，滑膜层内含有少量滑液，使腱在鞘内能自由滑动。

七、肌的命名

肌的名称是依据它们的某一或某些特征予以命名的，主要有以下7种。

（1）依据形态：如方肌、圆肌、三角肌和斜方肌等。

（2）依据构造：如半膜肌、半腱肌等。

（3）依据功能：如屈肌、伸肌、收肌、展肌等。

（4）依据所在位置：如冈上肌、冈下肌和肋间肌等。

（5）依据肌纤维方向：如横肌、斜肌和直肌等。

（6）依据组成部分：如二头肌、三头肌等。

（7）依据起止点：如胸锁乳突肌、喙肱肌和肱桡肌等。

体内多数肌是综合上述几个方面的特征命名的，如肱二头肌、指浅屈肌、腹外斜肌、臀大肌等。

第三节　疼痛的生理病理

一、祖国医学对疼痛的认识

疼痛是一种感觉，是人体接受体内外的刺激后而产生的一种痛苦的感觉反应，它既是人体一种必备的感觉机能，又是机体遭受伤害性刺激形成病理改变的一种表现，前者属于生理性痛觉，后者属于病理性痛觉，二者是一个事物的两种不同程度的反应，然而二者之间存在着一定的质的区别，对机体的影响是截然不同的。中医对疼痛早有认识，疼痛理论可以说是中医最早形成的几个临床理论之一。

《内经·举痛论》："寒气客于脉外则脉寒……热气留于小肠，肠中痛，瘅热焦竭则坚乾不得出，故痛而闭不通关。"以上可以看出《内经》对疼痛的病因认识偏重于寒邪，在它举出的十三条中，有十二条是由寒邪所致，只有一条为热邪引起，另外《内经》对疼痛病因认识的另一个特点是强调外邪，在它所举十三条中全部用"客"字，其意思是指邪从外来，客于体内。综上所述《内经》认为疼痛病理变化实质为气血运行障碍，它在分析各种疼痛的发病机理时，运用了"血泣"、"脉泣"、"气血乱"、"脉满"、"血不得散"、"脉不通"等词句，尤其是"血泣"出现多处，这些都说明了气血运行障碍。

晋、隋、唐、宋时代的医家对疼痛的认识基本是推崇和沿用了《内经》的理论。但他们根据六淫中其他邪气：风、湿、燥等都可使气血运行障碍产生疼痛，而寒邪也并非只有外来，也有内在的原因，所以只注意到外来之邪致痛，忽略了内生之邪，可以说只是原则地认识到疼痛的病因，所以各个时代的医家们在《内经》的总的原则下，对疼痛的病因加以完善和补充。如刘恒瑞提出了外感六淫、内伤七情及跌仆损伤皆可致痛，并且对疼痛的病机在《内经》所认识气血运行障碍的基础上，以虚实为纲，结合阴阳、气血进行分析。

我们常说的"通则不痛，痛则不通，不通则痛"这就指出疼痛病的病理变化气血运行障碍，《经历杂论》中曰："古人谓通则不痛，痛则不通。盖为实痛而言，若执此以治诸痛则谬矣。今将历治痛而得效者，为业医者备陈之。夫痛亦各病中之一证也，必详其所因而后治之，始无差谬也。"所以不论从理论上还是从实践意义上讲，只认识到这种程度还是不够的，仍须使其完善。《灵枢·本神》云："所以任物者谓之心"。《素问·至真要大论》云："诸痛痒疮，皆属于心。"这样把气血运行障碍引起疼痛，归为心的作用。所以临床上祖国医学在治疗疼痛时，往往辅以移神宁心通调血脉之法，可以提高治痛效果。

祖国医学对疼痛的认识如上所述，究其本质，疼痛的主要矛盾还是气血运行障碍，治法上以活血化瘀、通调血脉为主，辅以移神宁心之法，以上方法一直是现代针灸临床的准绳。

二、西医学对疼痛的认识

1979 年，国际疼痛研究会（ISAP）对疼痛提出了科学的定义："疼痛是一种令人不快的感觉和情绪上的感受，伴随着现有的或潜在的组织损伤，疼痛经常是主观的，每个人在生命的早期，就通过损伤的经历学会了表达疼痛的准确词汇。无疑这是身体局部状态或整体的感觉，而且也就是令人不愉快的情绪上的感觉。"

疼痛是一种原始感觉，具有保护机体避免伤害的作用，即痛觉可作为对于机体伤害的一种警告，引起机体发生一系列防御性保护性的反应。人体皮肤上布满了痛觉感受器，每平方厘米就有 200 个左右，当人体受到外界的劣性刺激伤害时，皮肤上的痛觉感受器立即采集疼痛信息并传导至中枢神经，引起中枢的反应，从而进行有效的防御，立即形成条件反射，从而避免或减轻各种伤害。人体某一部位软组织发生劳损性病变后，常在病变局部形成无菌性炎症，由于病变部位无菌性炎症产生的化学、物理因素的变化，对软组织内部的伤害感受器产生刺激而出现疼痛感觉。疼痛反过来可使疼痛部位的肌肉痉挛、收缩，加重了无菌性炎症程度，因而加重了伤害器周围的化学、物理等因素的变化，使疼痛更加严重，这时医者必须终止此类恶性循环，减轻患者痛苦。

疼痛还能及时反映疾病，也能协助诊断疼痛，一方面疼痛是疾病的报警信号，另一方面疼痛亦是医学诊断多种重要疾病不可缺少的依据。当然也有相当多的疾病，一开始时并不出现疼痛，对机体也起不到报警的作用，如恶性肿瘤早期病人并没有疼痛，当疼痛发生时多半肿瘤疾病已相当严重，临床上有 1/4 的病人以疼痛为主要症状来求医，而在我们针灸门诊的患者中以疼痛来就医的比例还要高得多。疼痛的研究对我们针灸医务工作者具有十分重要的意义，临床上引起疼痛的原因很多，主要有下面四个方面，①周围神经本身损伤的病理冲动，例如灼性神经痛主要是周围神经损伤局部形成神经瘤、粘连或有异物炎症，往往使感觉神经或交感神经受刺激，这种刺激所引起的病理性冲动不断向各神经中枢传入，结果大脑皮质感觉区、丘脑以及脊髓侧角等则处于过度兴奋状态，从而可出现伤肢灼痛。②组织损伤、缺血、炎症使细胞损坏，释放致痛物质。组织缺血、炎症可使细胞坏死和细胞受到破坏，从而释放出 K^+、H^+、组胺、5－羟色胺、缓激肽等致痛物质，这些物质刺激游离的神经末梢，使之产生疼痛信号，通过脊髓传入中枢而引起疼痛。疼痛是中枢神经系统许多部位综合活动的结果，例如炎症，因发炎组织血管壁通透性增强、血浆与纤维蛋白渗出，导致局部充血、水肿、张力增高、紧张、粘连，感觉神经末梢因受渗出物肿胀压迫和粘连刺激而引起疼痛，另外发炎组织耗氧量增加，组织 H^+ 浓度增高，使细胞肿胀或脱水变性，进而出现细胞坏死溶解现象，炎性反应越明显，组织酸中毒越严重，此时组织中浓度增高，炎症肿胀加重，进而影响局部的血液循环，组织营养障碍，加速组织细胞变性、坏死，释放致痛物质，兴奋感觉神经末梢产生疼痛。③化学性刺激与物理性刺激。酸碱等化学性刺激及热冷电流等物理性刺激可成为一种伤害性刺激，这种伤害性刺激经感觉神经传入脊髓，然后往脊髓丘脑侧束上传至大脑皮质的中央后回的感觉区，从而产生疼痛，这种伤害性刺激在传往大脑皮质的途径中，在脊髓水平上已引起近处运动神经、交感神经的兴奋。这些神经的兴奋就变成疼痛，局部的刺激而被传递，运动神经的兴奋使肌肉紧张度增强，交感神经的兴奋使血管收缩。结果使疼痛局部血流减少、供氧不足，使局部缺血、缺氧，由此产生致痛物质，这种致痛物质又变成为新的疼痛刺激，经感觉神经更加增加疼痛，如此形成恶性循环，使疼痛逐渐加重，造成顽固性疼痛。④对末梢神经的机械刺激，组织形成水肿，局部张力增高，可使感觉神经末梢因受肿胀压迫和刺激而引起疼痛。

另外，麻和痛不是相辅相成的一对症状，正常神经受压只产生麻的症状而不是痛，痛是炎症反应刺激而产生的症状，在慢性炎症的情况下，神经纤维有可能担负起感受器的作用，此时神经所受的压力或化学刺激就可产生支配区的疼痛，同时，粗纤维则产生触电异常，细纤维则产生疼痛。

以上西方医学对疼痛的认识，从周围神经病变、组织损伤、缺血、发炎和化学性物理刺激以及机械刺激来分析疼痛的性质，但总的一条与祖国医学相似，西医认为血液循环障碍导致代谢产物及炎性物质的排泄发生障碍，代谢产物及炎性物质的排泄障碍反过来进一步刺激组织，加重疼痛，如此恶性循环使疼痛进一步加重。这一点与中医的理论——气血运行障碍相一致，达到殊途同归的目的。

第四节　软组织损伤的病理机制

一、动态平衡失调与静态平衡失调理论

人体在正常的情况下，躯干、四肢的活动在其功能范围内是自由的，可以完成它应当完成的动作称为动态平衡。

由于慢性软组织损伤，使躯干四肢的运动不能在其功能范围内自由地完成它应当完成的动作则称为动态平衡失调。

人体是一个运动的整体，在日常工作和生活中人体的相关动作是由多块大小不一的肌肉以及相应的骨骼相互协调、相互支持而产生的。其肌肉的协调是由大脑的调节而完成的，人体在准备不充分或无准备状态下的肌肉运动极易造成相关肌肉的负荷过大，超过了其肌肉的抗阻能力，于是产生了损伤，出现渗出等炎性反应，导致该肌肉的力量减弱，破坏了某一动作的运动协调性，也就是该动作的平衡性被打破，产生疼痛，导致该动作的力学平衡性被破坏。另外肌肉损伤使其代偿肌肉负荷增加，久之也会出现劳损，产生渗出等炎性反应，而产生疼痛。这样形成了一个恶性循环，从而出现某一动作的疼痛，动态平衡失调是软组织损伤中最为常见的因素。

人体在正常情况下，关节正常活动度范围内的任意动作，维持固定不动称静态平衡。

由于慢性软组织损伤，人体关节正常活动度范围的某一动作不能维持固定不动称静态平衡失调。

当人体长期（有的数小时，有的长年累月）从事某一动作不变的情况下，即高度的精神集中肌肉处于持续紧张状态，就会使肌肉因过度劳累而出现损伤，产生渗出等炎性反应，使肌肉的顺应性降低，肌力减弱，肌肉出现静态性张力增高，弹性减弱，导致动作的协调性降低，如

长期的上网，导致颈肌的劳损。这也是软组织损伤中常见的原因。

二、化学因素变化对感受器的刺激

软组织损伤，究其病因为无菌性炎症引起，而炎症有变性、渗出和增生三种改变，它们引起局部血液循环障碍，组织通透性增高，代谢产物及炎性介质刺激伤害感受器。伤害感受器由感觉神经末梢构成，分布于全身，当然也分布于软组织内。病变软组织通过化学因素的变化，对其中感受器的刺激而引起疼痛症状。

对软组织损伤进行病理切片示：其切片上存在着血细胞渗出、组织变性、纤维间质增多等炎症三大特征的病理变化。早期以血细胞渗出为主，因而可见病变软组织肿胀等特征，后期以组织变性及纤维间质增多为主，因此在病程长的软组织病变上有时可扪及条索状物。细菌性炎症的白细胞渗出是以粒性白细胞为主，软组织病变的渗出以淋巴细胞、红细胞、血小板为主。软组织的急慢性劳损及急性创伤性炎症、过敏性或免疫性炎症，在病理检查上均呈类似的表现，都属于无菌性炎症的范畴。当无菌性炎症发生时，组织中 H^+、K^+ 浓度的改变及释放的 5 - HT、BK、组胺、儿茶酚胺等致病性、化学物质对其中伤害感觉器的刺激，就是引起病人疼痛感受的原因。

三、组织内压的增高对感受器的刺激

病变的软组织因增生、渗出以及静态张力引起内压增高，压力变化对其中受到伤害的感受器的刺激可引起疼痛，由祖国医学的"不通则痛"而转化为"不松则痛"，认为病变的软组织处于紧张或痉挛状态，上海生理研究所对颈腰肢痛的病人进行肌电图检查发现：颈腰肢痛即使在全身肌肉放松状态时，病变部位肌肉受检时都有不同程度的紧张性电活动，而且这种紧张性电活动征象伴随疼痛而存在——痛和紧张性电活动常是同时存在于软组织病变的一侧。正常人在肌肉放松时是没有电活动存在的，即使偶尔有也是很小的，不超过 $25\mu V$。因病变部位软组织的紧张性增高，在两侧对比检查时，可发现病变部位常是僵硬的，比对侧是较隆起的，因此病变组织的内压是增高的，压力变化对其中受到伤害的感受器刺激就会产生疼痛。

四、类瘢痕化、纤维化、类骨刺增生对感觉神经的刺激与压迫

我们经常见到软组织在 X 片中常常显示出肌肉透亮度增加、肌腱附骨区出现骨化或呈放射状透亮条。多数人认为这就是增生，其实是在软组织损伤的病变中，多数是由于肌肉长期处于劳损状态或动态平衡失调得不到有效的矫正，出现一系列的炎性反应，从而使肌力减弱，人体为了加固肌肉的力量，调集体内大量的钙质沉积在肌肉内，使肌肉硬度增加，从而加大其力量，久之使肌肉出现类瘢痕化、纤维化到骨化的过程（如项韧带钙化），硬化或骨化的肌肉、韧带因为痉挛或挛缩，对走行其中或穿行而过的神经产生压迫或嵌压，而引起神经远端的脱髓鞘等病理变化而产生症状，出现疼痛、麻木等。

五、痹症学说

慢性软组织损伤性疾患，按中医分型属痹范畴。痹症的形成中医认为"风、寒、湿三气杂至，合而为痹。"前文也提到的受寒是痹症的主要原因。痹者，闭也，闭塞不通之义。外伤日久，再"寒温不时"，"则气血凝结，与故邪相袭"，闭而不通而为痹。

《素问·宣明五气篇》："五劳所伤、久视伤血、久卧伤气、久坐伤肉、久立伤骨、久行伤筋是谓五劳所伤"。其中所谓：血、肉、筋都是指软组织，所谓"久"就是指长时间，即现代所说的劳损相符，亦即慢性软组织损伤。

当然祖国医学的痹不只是指软组织损伤疾患，它包括范围较广，有筋痹、骨痹、皮痹、脉痹、肌痹等多种疾患。慢性软组织损伤只是其中痹症的一个类型。

《杂病源流犀烛》一书中对"痹"的说明更加清楚："痹者，闭也，三气杂至，壅蔽经络，血气不行不能随时祛散，故久而为痹。或遍身或四肢挛急而痛者，病久入深也。

所以气血运行不畅导致筋肉挛急而痛，这也是软组织损伤原因的中

医解释。

第五节　软组织损伤的特点

一、软组织损伤的临床表现

1. 疼痛

疼痛是软组织损伤患者的常见症状，如头部、颈部的软组织损伤会引起头痛；肩部软组织损伤会引起肩痛；腰臀部软组织损伤会引起腰部及下肢的疼痛；天气变化，特别是受寒可使软组织病变的疼痛加重，同时受寒也是软组织病变治愈后复发的主要因素，也是软组织损伤患者就诊的主要原因。引起颈肩腰腿痛的原因，大体可分为四类：①脊柱骨关节的创伤和疾病，如骨折、脱位、结核、骨髓炎、肿瘤、风湿和类风湿等。②外源性颈腰肢痛，包括内脏疾病、感染性疾病（如上呼吸道感染引起头颈痛、周身痛等）及精神因素所致的颈腰肢痛。其中内脏疾病引起的颈腰肢痛尤要注意，在诊断中应排除内脏疾病引起的牵扯痛或感应痛，如胃溃疡后壁穿孔及胃窦部肿瘤可刺激腹后壁引起两肩胛骨之间的背痛；肝、胆疾病，可引起右侧肩背部痛；肾结石可引起阴囊区或腰部疼痛；肺结核可引起背痛；肺尖部肿瘤当与胸壁粘连时，可直接刺激 T_1 神经根，产生沿臂丛下干的放射痛，直达前臂尺侧。③椎管内疾病，如椎管狭窄、椎间盘突出、椎管内肿瘤等。④软组织本身的病变。软组织分布全身，不同部位的软组织损伤都会引起无菌性炎症反应，阻碍了病变部位的血液循环，一方面新鲜的血液，营养物质不能进入病变软组织，另一方面产生的具有化学性刺激的代谢产物不能排出体外，积聚在病变软组织中引起组织肿胀，前者的物理性压迫或牵拉，刺激感觉神经末梢引起软组织痉挛产生疼痛，后者的化学性刺激感觉神经末梢引起软组织痉挛产生疼痛。

2. 功能障碍

软组织病变除疼痛外，常常因软组织间的无菌性炎症反应而出现软组织之间或软组织与骨组织之间的粘连；或因局部的肿胀牵拉或压迫使原本的活动范围被限制；或因患者的各人痛阈值不同而通过制动来避免引发疼痛的保护性措施。总之以上原因常常导致肢体的活动障碍，如肩关节周围软组织损伤会导致肩关节三个运动轴不同程度地出现运动功能障碍，如肩关节上举、背伸、搭肩等动作受限，膝关节软组织损伤会导致患者上下楼功能障碍，或下蹲、起立障碍。功能障碍的程度及功能障碍的范围，对临床也起到诊断作用，如冈上肌撕裂或肩袖完全撕裂，当肩外展时可看到三角肌用力收缩，但不能外展举起上臂，越用力肩越高耸，但只是在开始30°～60°有困难。患者往往因疼痛而功能受限，其余角度外展则正常。如果帮助病人外展到这个范围以外，三角肌便能完成外展动作。功能障碍也是评价疗效的一个标准，如肩关节周围炎患者，肩关节周围软组织得到有效的治疗后，功能受限程度会随之逐渐减少，这也是评价疗效的一个重要标准。

3. 植物神经紊乱的症状

软组织损伤病变中因粘连、压迫或无菌性炎症的刺激，引起临近的植物神经产生相应的症状。

（1）头部软组织病变，可产生头皮增厚感、头闷胀、头空困、头脑昏沉、记忆力下降等症状。

（2）颈部软组织病变：可产生眩晕、偏头痛、身体不稳、乘船感、视力模糊、视力下降、飞蚊症、复视、眼干、重听、耳鸣、耳根痛、耳部拉紧感、面颊部疼痛及心律紊乱、血压升高或降低等症状。

（3）背部软组织病变：可产生前胸痛、心慌、束胸感、呼吸不畅、气憋、后背发凉感、蚁走感等症状。

（4）腰部软组织病变：可产生恶心、呕吐、嗳气、呃逆、腹胀、消化不良、胃纳不佳、腹痛、便秘或腹泻等肠功能紊乱症状，以及月经不调、痛经、尿频、尿急、阳痿等症状。

（5）腰骶部软组织病变及股内收肌病变：可引起肛门痛、会阴部痛、阴囊痛、阴囊部潮湿寒冷、性交痛等症状，有些病人还可引起下肢寒冷或烧灼感等症状。

有人统计，软组织病变引起的这些相关症状达120余种，由于这些植物神经紊乱症状的存在，给软组织诊断带来一定的困难，使一部分软组织病变病人常常混杂于内、外、妇、神经科等其他科室之中，医者只注意症状来治疗，没有深究其实质，往往造成误诊，成为这些临床科室中久治不愈的疑难杂症。临床中只要将软组织病变治愈，则其植物神经紊乱症会随之而减轻或消失。

二、软组织损伤的临床特点

1. 压痛

软组织损伤临床常见的部位在四肢关节及腰背部周围的肌肉韧带筋膜的骨附着点，或感觉神经从病变筋膜、肌肉的穿出处等部位，其压痛点多分布于肌肉或韧带的起点、止点或肌腹上。其表现为肌肉、筋膜、韧带、关节突及滑膜的损伤，损伤部位产生无菌性炎症反应，如充血、水肿、纤维组织增生和粘连、导致病变局部出现压痛，压痛有的只局限于病变局部，有的可沿神经走行方向传导或沿肌肉走行方向传导。压痛是我们临床医生诊断软组织损伤的一项重要触诊方法。如竖脊肌（骶棘肌）病变，可在相应的椎板部位找到压痛点；横突间肌、腰背筋膜中叶病变，可在横突部位扣及压痛；股内收肌病变，可在耻骨联合及耻骨上、下支部位扣及压痛点等。这些都是病变软组织的附着点。又如腓浅神经病变可在小腿腓侧的中、下 1/3 处腓浅神经穿出筋膜处扣及到压痛点；其他如髂嵴中点压痛，表示臀上皮神经病变；骶髂关节病变时，在髂后上棘与髂后下棘之间有压痛；在坐骨结节外缘与髂后上棘连线中间稍偏上，相当于针灸秩边穴附近有压痛，表示坐骨神经干出梨状肌下孔处病变；坐骨结节与股骨大转子连线中、内 1/3 交界处或臀皱襞中间（承扶穴）有压痛，表示坐骨神经干病变；于坐骨结节外缘处有压痛，表示股后皮神经病变；介于股二头肌和内收肌之间，相当于殷门穴部位有压痛，表示股段坐骨神经干病变；在腘窝横线上 2～3cm 处的腘点处有压痛，表示坐骨神经分叉处病变；在腘窝中间，相当于委中穴有压痛，表示胫神经病变；腘窝外侧的股二头肌内缘，相当于委阳穴有压痛，表示腓总神经病变；在腓骨小头外下方，相当于阳陵泉附近处有压痛，表示腓总神经分叉处病变；小腿后侧中间，相当于承筋穴及承山穴处有压痛，表示胫神经病变；沿胫骨嵴外侧，相当于足三里、上巨虚穴部位有压痛，表示腓深神经病变；外踝后，相当于昆仑穴部位有压痛，表示腓肠神经病变；内踝后，相当于太溪穴部位有压痛，表示胫神经病变；腹股沟中点，紧靠股动脉的外侧，相当于冲门穴部位有压痛，表示股神经病变；髂前上棘内侧，相当于五枢和维道穴部位有压痛，表示股外侧皮神经病变……

压痛点不仅可反映软组织病变的存在，并且可反映病变的程度。轻压就明显疼痛，表示病变较重。经有效治疗后，随着疼痛程度的减轻，压痛的程度也减轻，直至重压才感稍痛或不痛，表示软组织病变基本恢复。压痛点的检查，也可反映软组织病变的范围；压痛点愈多，说明病变范围愈广。经治疗后，随着压痛点的减少，病人的软组织病变的范围也示减小。因此，压痛点的检查也可判断治疗效果的好坏。病人症状的减轻常比压痛点反应要早、要快。如果病人症状一减轻而压痛点还存在时就停止治疗，由于软组织病变治疗不彻底，当遇有气候变化、劳累等因素时，容易使症状复发或原已减轻的症状又加重。因此，软组织病变引起的疼痛，应以压痛点消失或基本消失为治疗终止的指征。

2. 结节

对慢性长期的软组织静态损伤或动态损伤中的病变，由于肌肉长期处于持续的收缩状态，即使停止工作，肌肉仍不能恢复舒张状态，有的数小时，有的甚至数年，医学上称为"静态残余张力"，它是一个缓慢的过程，力的载荷速度很慢，受力点主要是肌腱和骨的连接面，主要是骨膜部位，发生炎症反应，人体自行修复的过程中会发生结疤和粘连，出现韧带增生或肥厚及钙质沉着，甚至骨质增生，炎症反应的后期以组织变性及纤维间质增多为主，当医生在检查这些部位时可明显地感受到其病变处的变化，医者手下可触及条索状痉挛的肌腱或筋膜。根据其病变部位的不同及病变软组织的不同可触及大小不一的结节。

（1）结节的分类。

1）团块状结节：一般此类结节多发生在肿胀的腱鞘上、皮肤上、皮下组织，如腱鞘炎、脂肪瘤、皮脂腺瘤等。此类结节中点有明显的囊性感，手指可扪及中央软而边缘较硬，另一类团块状结节好发于骨游离端，因其上面附着的肌肉或筋膜较多，有一条附着的肌肉劳损发生炎症，则炎症可波及整个骨游离端，所以形成的结节点就较大，如腰三横突点、十二肋游离端，此类结节质地较硬，中央无囊性感，压痛明显。

2）条索状结节：一般发生在肌腹或肌腱上，当肌肉发生无菌性炎症时，肌肉出现肿胀痉挛可在肌腹或肌腱上扪及绷紧的条索状结节，此类结节与肌肉或肌腱的走行相一致。如梨状肌炎时可在臀部扪及肿胀的梨状肌肌腹，斜跨于股骨大转子与闭骨大孔之间。

3）颗粒状结节：颗粒状结节可大可小，大的如花生米，小的如芝麻粒，其产生主要是肌腱与骨突附着点处，因劳损而变硬，甚至出现钙化或骨质增生，如"扳机指"，可在拇指的掌指关节掌面根部触及米粒大小的结节。

4）圆锥状结节：圆锥状结节一般发生在骨突的部位，当该部位出现增生时或附着的肌肉韧带发生钙化时，局部组织变硬，可触及增生的圆锥状结节，如网球肘病变时可在肱骨外上髁上触及变尖的韧带钙化面。

5）不规则状结节：此类结节多发生在有多条肌肉附着的骨面上，因其有多条肌肉劳损，其附着点虽在一个骨突上，但附着区不在同一平面上，所以各自都产生不同程度的结节，医生在检查的时候，同时都可以触及不同肌肉的损伤结节，手下呈现不规则形状的结节，另外，此类结节也发生在肌肉与肌肉之间的交叉部位，因两条交叉的肌肉不同步的收缩，使肌肉与肌肉之间出现摩擦，从而发生无菌性炎症，久之粘连形成结节，肌肉交会点处形成硬化，所生成的结节也呈现不规则形。如在肱骨大结节上或股骨大结节上容易触及不规则的病变结节点。

6）瓦片状结节：瓦片状结节临床不是十分常见，多发生在肌肉丰厚的部位，且多数因外伤所引起。如重物击伤或车祸。以大腿、臀部及小腿腓肠肌处多见。多因外伤导致皮下出血，血块吸收不良，机化变硬所致。沿皮下分布，像布瓦样覆盖在肌肉上面，上下可推动，严重地影响患者的活动功能。

（2）结节的好发部位。

1）肌肉的起止点上，如喙肱肌的喙突点。

2）肌肉与肌肉之间的交会点，因两条肌肉之间不同步的收缩，发生磨擦而产生结节，如髂肌与腰大肌肌肉于腹股沟的交会点。

3）肌肉力学的受力点或凝力点：如肩胛提肌四个起点中的第二颈椎的横突点，腰脊上韧带损伤中的第七颈椎棘突治疗点。

4）骨的游离端：如第三腰椎横突点，十二肋游离端，剑突等。

5）骨性突出点：如肱骨外上髁，股骨大转子等。

6）高应力腱性组织点：如项韧带的损伤钙化点。

7）神经出口点：如臀上皮神经出口点，在髂脊后缘，中点旁开7~10厘米。

8）关节连接处：如膝关节内侧副韧带损伤时，在膝关节内侧的结节点。

（3）正常结节与异常结节的鉴别。正常人体中也有结节，而且正常结节力量大时也有压痛，我们常摸着的肌肉如胸锁乳突肌在乳突处就有压痛。那么怎样识别正常结节与异常结节呢？我们采用双手同时左右触压的方法，用力左右一致的情况下通常以下三个方面来鉴别正常结节与异常结节：

1）比压痛：左右手在同一力量的作用下，疼痛厉害的结节为病变结节。

2）比大小：在解剖没特异的情况下，比相邻上下的结节大小，异常的则是病变结节。如第四腰棘突与第三腰棘突。而第七颈棘突与第六颈椎棘突因解剖的特异性没办法比。

3）比软硬度：在压痛的前题下，异常结节要么比正常的结节要软，要么比正常的结节要硬。比正常结节软的多半病变部位位于肌腹，因为水肿的原因。比正常结节要硬的多半病变部位位于肌腱上，前面我们谈到类骨质增生问题时，提到钙质堆积所以要硬。

（4）病变软组织被动牵拉和主动收缩或抗阻收缩产生疼痛。软组织病变时，因炎性物质的刺激使肌肉处于痉挛状态，肌肉静态张力增高，此时被动牵拉，等于加重了静态张力，使痉挛更加明显而出现疼痛；当肌肉主动收缩或抗阻收缩时，肌肉的起止点受到强大的牵拉力，感觉神经末梢受挤压或牵拉而出现疼痛。如肱二头肌短头肌腱发生病变时，肘关节的屈曲和伸展时均可引起肌腱附着点的疼痛。

以上三点是我在临床治疗软组织损伤病变中的总结，有些学者认为软组织损伤中，病变中有些病变出现摩擦感及弹响，临床上我也常遇到，如急性桡骨伸腕肌腱炎病变时，患者伸腕时可在其肌腹上触及摩擦感（如捻发音），再者弹响也发生在腱鞘炎病变中，这一点很多的医生均有感觉，临床中有相当多的正常软组织在循按时也可出现弹响，我认为弹响只在部分软组织损伤中出现，有些新生儿关节之间也可触及摩擦感及弹响，不具有代表性，所以未列入此范围。

第二章 软组织损伤的物理检查

第一节 一般检查

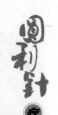

有效的治疗取决于正确的检查，因此诊断的正确性是治疗疾病成功的前提。

一、问诊

医生在应诊时应向患者及家属进行有目的的询问，了解疾病的发生、发展、治疗经过，了解疾病的症状、体征、发病时间以及以前的健康状况，认真听取患者的主诉，分清患者就医的主要症状和次要症状。同时还要询问是否还有其他的疾病存在，这样有利于医生分析现在的症状与其他存在的疾病是否有关连，以及其他症状对医生即将采取的医疗方案是否有冲突。如患者腰腿痛，如有血友病或血小板减少，即应尽量不用圆利针治疗；如有软组织损伤性疾病的患者，应询问有无糖尿病史，如果伴有糖尿病则应使空腹血糖控制在 11mmol/L 以下或餐后控制在 14mmol/L 以下方可进行圆利针治疗。

二、检查

目的是弄清楚软组织损伤的部位，查明疼痛的性质，分清是内脏引起疼痛还是软组织损伤引起疼痛，了解躯干四肢活动功能有无障碍，确定病损的软组织（具体的方法见后文圆利针选点手法）。

三、特殊检查

对一些复杂的软组织损伤，我们除一般检查外，还要作如 X 光拍片、CT、MRI、肌电图、脊髓碘甘油造影、脑血流图等项目的检查。其目的是为了排除其他疾病协助诊断和通过检查结果给予进一步明确诊断，减少误诊。

第二节 关节活动度的检查

人的身体由 206 块骨借助骨骼肌构成了关节，每个关节都有各自的活动范围，即我们所说的关节活动度。每个关节的活动关节范围有一定的限制，如超出此活动范围的运动，关节软组织就会造成损伤。当然也有的杂技演员及运动员，他们的关节活动度因长期的练习较一般人的关节活动度要大，临床上应加以区分。所以进行关节活动度检查应先询问职业，先确定平时锻炼时的关节活动度，以此为对照才能确定关节活动度是否正常。正常人的关节活动度标准如图 2－1 至图 2－8 所示：

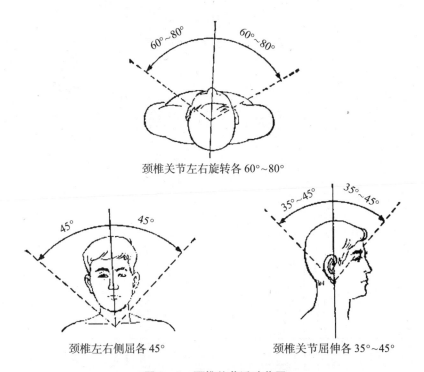

颈椎关节左右旋转各 60°～80°

颈椎左右侧屈各 45°

颈椎关节屈伸各 35°～45°

图 2－1 颈椎关节活动范围

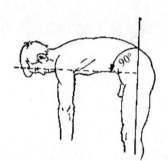
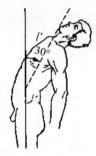
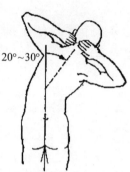

腰椎关节前屈90°　　腰椎关节后屈30°　　腰椎关节侧屈20°~30°

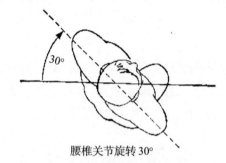

腰椎关节旋转30°

图2-2　腰椎关节活动范围

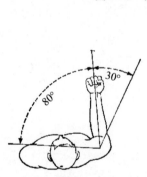
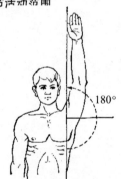

肩关节内旋80°　外旋30°　　　肩关节上举180°

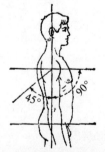
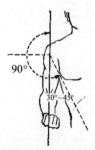

肩关节前屈90°　后伸45°　　肩关节内收30°~45°　外展90°

图2-3　肩关节活动范围

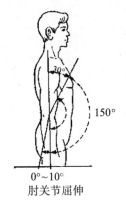
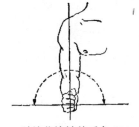

0°~10°
肘关节屈伸

肘关节旋转前后各90°

图2-4　肘关节活动范围

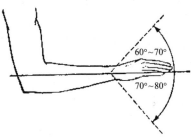
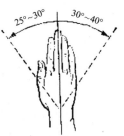

腕关节屈 70°~80°　伸 60°~70°

腕关节桡侧倾斜 25°~30°
尺侧倾斜 30°~40°

图2-5　腕关节活动范围

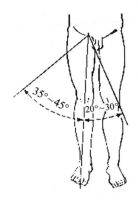
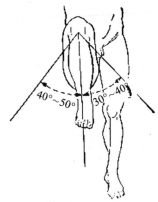

腕关节外展 35°~45°
内收 20°~30°

腕关节内旋 30°~40°
外旋 40°~50°

图2-6　髋关节活动范围

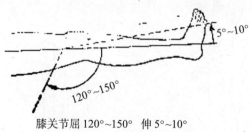

膝关节屈 120°～150° 伸 5°～10°

图 2-7 膝关节活动范围

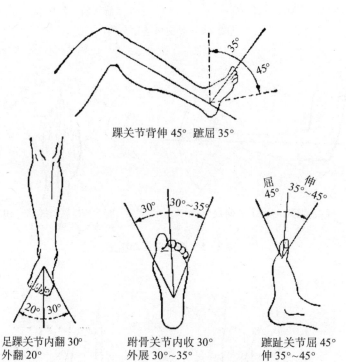

踝关节背伸 45° 蹠屈 35°

足踝关节内翻 30° 外翻 20°

蹠骨关节内收 30° 外展 30°～35°

蹠趾关节屈 45° 伸 35°～45°

图 2-8 踝关节活动范围

第三节 主动运动的检查

肌肉的主动活动可表现为肌力的减弱或消失，对肌肉收缩活动的评价有一些不同的标准，以下分别加以介绍：

一、Lovett 的六级五度分类法

0 度：无肌肉的收缩。

1 度：肌肉轻微收缩，不能带动关节活动。

2 度：关节有活动，但不能抵抗地心引力。

3 度：抗地心引力，关节活动到位，但不能抗阻力。

4 度：可抗一定的阻力，活动到位。

5 度：完成正常的生理活动，并抗强阻力。

Lovett 的分类法，对单块肌肉的肌力测定较准确，但一个关节的活动是由多块肌肉、多根神经所支配的，对评价一个关节活动相关的肌肉情况不够确切，因此英国医学研究会提出了神经运动功能的综合评价标准。

二、肢体神经运动功能综合评价方法

1954 年英国医学研究会（BMRC）为综合评价一个肢体近侧肌肉与远侧小肌肉的恢复情况，以及肢体协调性的恢复而制定的评价标准。

M_0：肌肉全无收缩。

M_1：近侧肌肉恢复收缩。

M_2：近侧肌肉与远侧肌肉恢复收缩功能。

M_3：所有重要肌肉均能对抗阻力。

M_4：肌肉的协同作用开始恢复。

M_5：肌肉运动完全正常。

如以正中神经功能恢复情况的综合评价为例，当仅有旋前圆肌恢复收缩，肌力评价为 M_1；如大鱼际肌也恢复收缩，则肌力评价 M_2；如正中神经支配肌力恢复收缩到可抗阻力，则肌力评价为 M_3；当与其他肌肉可以协同作用时，方可定为 M_4；M_5 为运动完全正常。由于运动检查及评价的方法不同，对于神经恢复的优劣程度的评价，需先明确评价的标准是什么，才能进行正确的评价。BMRC 所制定的标准较 Lovett 的标准要求较高，定级别时要比后者低一个级别。

第四节 特殊手法检查及试验动作的检查

一、颈部

（1）颈丛牵拉试验：患者端坐，检查者立于患者后侧，一手将患者肩部下压，另一手将患者头部向另一侧推移，出现颈肩部疼痛或麻木感加重为阳性，提示颈段神经根损害。

（2）臂丛牵拉试验：患者端坐，检查者立于患者后侧，一手牵拉患侧上臂前肢，一手将患者头部向另一侧推移，若出现颈、肩或上肢疼痛或麻木感加重为阳性，提示下颈段神经根损害。

（3）椎间孔压缩试验：患者端坐，颈部直立，检查者双手置于头顶部逐渐加力或头歪向一侧下压，肩或上肢疼痛或麻木感加重时为阳性，提示椎间孔变窄，神经根损害。

（4）位置性眩晕试验：患者端坐，检查者一手扶下颌，一手扶枕部，将患者两侧颈部旋转或伸屈时头痛加重为阳性，提示椎动脉供血受阻。

（5）转颈屏气试验：患者取坐位，上肢外展深吸气后屏住呼吸，将下颌转向患侧，检查者同时下压患侧肩部，桡动脉明显减弱或消失为阳性，提示锁骨下动脉供血受阻。

（6）头部上提试验：检查者一手托起患者下颌部，一手扶枕部并向上提牵头部，若患者上肢疼痛、胸闷、心慌减轻，提示与颈椎疾病有关。

二、肩部

（1）肩疼痛弧试验：患者肩关节外展60°～120°引起疼痛，再往上举疼痛缓解，当肩关节放到120°～60°左右时疼痛再次出现，小于60°以下疼痛又缓解，提示冈上肌肌腱损伤。

（2）肩前旋抗阻试验：检查者将患者曲肘90°时，嘱患者抗阻力旋前，如在肩前结节间沟部疼痛阳性，提示肱二头肌长腱在结节间沟处损

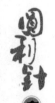

伤或炎变。

（3）肩后旋抗阻力试验：检查者将患者曲肘90°时，嘱患者抗阻力后旋，如在肩胛骨喙突出现疼痛为阳性，提示肱二头肌短头损伤或炎变。

三、肘部

（1）腕背伸抗阻力试验：患者腕屈曲，检查者一手压于患者手背部，令患者用力背伸出现肘外侧疼痛为阳性，提示为肱骨外上髁炎。

（2）前臂旋前伸直试验：患者半握拳，手微屈，肘微屈，腕尽量屈曲，前臂完全旋前再伸直，如肘外侧疼痛为阳性，提示为肱骨外上髁炎。

（3）腕掌屈抗阻力试验：患者腕部屈曲抗阻力时则肘内侧疼痛为阳性，提示为肱骨内上髁炎。

四、手腕部

（1）握拳试验：患者将拇指握于掌心引起桡骨茎突疼痛，在向尺侧屈腕疼痛加重为阳性，提示桡骨茎突狭窄性腱鞘炎。

（2）拇指背伸抗阻力试验：患者将拇指背伸外展抗阻力时，桡骨茎突处疼痛为阳性，提示为桡骨茎突腱鞘炎。

（3）拇指掌屈抗阻力试验：患者将拇指掌指抗阻力时第一掌骨头掌侧疼痛为阳性，提示为拇长屈肌腱鞘炎。

（4）扳指试验：将患者拇指屈曲状态，被动伸直有弹响则为阳性，提示指屈肌腱鞘炎。

（5）三角软骨挤压试验：患者腕部做内旋运动同时再向尺侧倾，这时可以由于挤压了三角软骨而出现疼痛为阳性，提示为三角软骨损伤。

（6）叩击试验：检查者用手指叩击患者桡侧腕屈肌与掌长肌之间，如患侧中指有触电样或麻木感为阳性，提示为腕管综合征。

五、背部

（1）高举挺胸试验：患者两手超肩高举，再做挺胸动作，如觉背痛或胸痛为阳性，提示胸椎小关节紊乱症。

（2）半屈扭转试验：患者腰部伴前屈继而扭转背部，如觉背痛或胸壁痛为阳性，提示胸椎小关节紊乱症。

六、腰部

（1）腰椎旁叩击试验：患者俯卧，检查者在患处椎旁轻轻叩击，若下肢出现麻木为阳性，提示为椎间盘突出症。

（2）直腿抬高试验：患者仰卧，检查者以一手握其足跟，另一手保持膝关节在伸直位，将下肢抬高，一般能自动抬高80°～90°，除腘部感觉紧外，无其他不适者为正常。直腿抬高角度两腿相差50%或50%以上为阳性。

（3）腘神经压迫试验：患者仰卧，检查者将患者患侧髋及膝屈至90°，然后逐渐伸直膝关节至开始有坐骨神经痛为止，再将膝放置到刚刚不痛的体位，以手指压迫股二头肌腱的腘神经，此时如有腰至下肢的放射痛为阳性，提示腰椎间盘脱出症。

（4）轴位牵拉试验：患者仰卧，两肘伸直，双手握床头栏杆，检查者用手沿其躯干的纵轴方向牵引健侧下肢，让患者在膝伸直位抬高患者下肢，并与不牵引时对比，能升高者说明是可复位的腰椎间盘突出症，不能升高者提示为腰椎间盘突出严重粘连。

（5）骨盆回旋试验：患者仰卧，极度曲屈髋及膝使臀部离床，腰部被动前屈，如疼痛明显者为阳性，提示下腰部有劳损或腰骶部有病变。

（6）股神经牵拉试验：患者俯卧，下肢伸直，然后使下肢过度后伸，如大腿前侧疼痛呈放射性为阳性，提示为腰三、四椎间盘突出症。

（7）腰屈加重试验：患者站直令其做腰前屈活动，若受限并有下肢麻木加重为阳性，提示腰椎间盘侧后方突出症。

（8）下肢对侧牵拉试验：患者仰卧，令其直腿抬高一下肢，如另一侧下肢出现麻木为阳性，提示为腰神经根粘连。

（9）后伸腰凹陷试验：患者站立，令其后伸腰部，若腰部出现凹陷或麻木加重为阳性，提示脊柱向前滑脱症。

（10）腰椎过伸试验：患者站立，腰椎过伸时两下肢麻木加重为阳性，提示为腰椎椎管狭窄症或黄韧带肥厚症。

（11）屈项试验：患者仰卧，两下肢伸直，检查者一手托其枕部，一手压住其胸骨将头颈向前屈曲至极度屈曲位，若腿痛加剧为阳性，提示为腰椎间盘突出症。

（12）拇趾背伸试验：患者仰卧，检查者用双拇指分别压住患者足拇趾，嘱患者用力背伸疼痛为阳性，提示腰四神经根受压迫。

（13）颈静脉压迫试验：患者仰卧，检查者用手指压两侧颈静脉，患肢窜麻感加重为阳性，提示为加压后使脑积液压力增高，受累的神经随膨胀的硬膜而移动。

（14）单腿负重试验：患者一下肢直立，如同侧骶髂关节痛为阳性，提示为骶髂关节病变。

（15）斜搬试验：患者仰卧，检查者手扶其患腿使屈膝屈髋，一手握其膝部强使膝关节曲屈内收，另一手扶住患侧肩部以稳定上身不动，若骶髂关节疼痛为阳性，提示为同侧骶髂关节病变。

（16）"4"字试验：试验左侧则将患者左足置于右膝上部，后检查者左手按压其右髂嵴，右手将其左膝向下压，如感左侧骶髂关节有疼痛者为阳性，提示为同侧骶髂关节病变。

（17）床边试验：患者仰卧，靠近床边，嘱患者抱住内侧膝部贴于腹壁，检查者用手按压悬于床边的大腿下端下压，无论哪一侧骶髂关节疼痛均为阳性，提示为同侧骶髂关节病变。

七、髋部

（1）髋外展试验：患者仰卧，两下肢重叠，嘱其自动伸直其上侧腿并外展，如不能外展为阳性，提示为臀中肌麻痹或松弛。

（2）屈膝内收试验：患者侧卧，受检侧在上，如检查右侧嘱患者屈右，用两手将右膝抱于胸骨前，在这样的姿势下，嘱患者内收下侧腿，如右膝不能接触床面或内收时引起腰椎向左侧突出为阳性，提示为髂胫束疼痛。

（3）髋关节超伸试验：患者俯卧，检查者一手固定骨盆，另一手握住踝部，使之屈膝向后提起下肢，正常髋关节可向后伸15°左右，如伸展受限为阳性，提示为同侧髋关节病变。

（4）屈髋加压旋转试验：患者仰卧，检查者将其患侧屈髋90°，在加压情况下内外旋转如感觉髋关节疼痛明显为阳性，提示为髋关节滑膜炎或软骨炎等病变。

八、膝部

（1）髌骨摩擦试验：患者仰卧，膝部自动屈伸时髌骨与股骨髁间部有摩擦音及疼痛为阳性，提示为髌骨软化症。

（2）抽屉试验：患者仰卧，屈膝至90°足平放床上，检查者以一肘压住病人足背以固定，两手握住小腿上段前后推拉，若向前活动过大为阳性，提示前十字韧带断裂或松弛。若向后活动过大为阳性，多为后十字韧带松弛或撕裂。

（3）改进麦氏试验：患者仰卧，检查右膝半月板时检查者立于病人右侧，右手握住右足踝部，左手放在膝部以稳定大腿，先使小腿在内旋位充分内收外旋，然后外展伸直，如在伸直过程中有弹响及疼痛为阳性，提示外侧半月板损伤。检查内侧半月板时，先使小腿在外旋位充分外展内旋，然后内收伸直，如在伸直过程中弹响疼痛为阳性，提示为内侧半月板损伤。

（4）侧卧挤压试验：以查右膝为例，患者右侧卧位，抬右腿离床，自动伸膝关节，如发生弹响为外侧半月板损伤，如在右膝内侧疼痛，提示内侧半月板与副韧带损伤。

（5）侧向试验：患者仰卧，膝伸直，检查者一手扶其小腿，一手将膝向内外侧推压，如对侧松弛与疼痛，提示为副韧带撕裂伤。

（6）研磨试验：患者俯卧，膝关节屈成90°，检查者将小腿用力下压，并且做内旋或外旋运动，使股骨和胫骨关节面发生摩擦，若内旋产生疼痛为阳性，提示外侧半月软骨损伤。

（7）蹲走试验：嘱患者蹲下走鸭步并不时变换方向，如不能充分屈曲膝关节并出现响声及膝部疼痛不适为阳性，提示半月软骨后角破裂。

九、踝部

（1）内翻试验：将患者踝关节内翻时，其外踝下方疼痛为阳性，提示为外侧韧带损伤。

（2）外翻试验：将患者踝关节外翻时，其内踝下方疼痛为阳性，提示为内侧韧带损伤。

（3）旋转试验：将患者踝关节包括小关节旋转时局部有轻微摩擦音与疼痛为阳性，提示为跗骨小关节轻度错位。

第五节　疼痛的测量

看到这个标题有好多的医者就要问：疼痛只是一种心理的感觉和一种不愉快的心理表现。如"我疼得受不了；我疼得快要死了；我有一点酸痛。"这些语言怎么能量化呢？其实疼痛是可以测量而量化的，当然每一个人的疼痛阈值不一样，人与人之间是不能相互比较的。但在一个人的身上也就是说在同一阈值的前提下，疼痛就可以相互比较。将近几天来的疼痛测量出来，可以看出我们的近期治疗对患者是有所帮助还是完全无效。这也就是国际上流行的薛—杨疼痛测定法：

画条 0~10 厘米的直线，0 表示不痛，10 表示极痛，让患者在直线上标出自己的疼痛相对位置。医者用尺量出标记，点到零厘米之间的长度数字，这个数字就是疼痛的参考数，以后每天治疗前如此法让患者在直线上标出位置，医者再用尺量出其位置到零厘米之间的长度数字，将第二次的长度数字与第一次的长度数字比较，如果数字变大表示疼痛加重，数字变小表示疼痛减轻。现在也有些医者做了疼痛标尺，标尺的一侧有刻度，一侧没刻度，中间有一可滑动的移动标，测量时只需将没有刻度的一面对着患者，让患者自己移动移动标，医生只需在对侧读出数字即可。将每天的测量数字画成一个曲线图，那么我们就可以像住院部病历上的体温检测单一样知道近一段时间患者病情的变化及疗效的好坏，从而指导我们及时准确地更改或沿用以往的治疗方案。

以上只是薛—杨疼痛测定法中的部分内容，其方法还包括为疼痛而设立的问答。在这里不一一论述。

第六节　神经反射检查

神经反射检查包括浅反射、深反射及病理反射，简明分析见表2－1至表2－3。

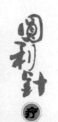

表2－1　浅反射简明分析

反射	检查法	反应	肌肉	神经	节段定位
上腹壁反射	迅速轻划左右上腹部皮肤	上腹壁收缩	腹横肌	肋间神经	T_{7-8}
中腹壁反射	迅速轻划左右中腹部皮肤	中腹壁收缩	腹斜肌	肋间神经	T_{9-10}
下腹壁反射	迅速轻划左右下腹部皮肤	下腹壁收缩	腹直肌	肋间神经	T_{11-12}
提睾反射	轻划大腿内上侧皮肤	睾丸上提	提睾肌	生殖股神经	L_{1-2}
肛门反射	轻划肛门周围皮肤	外括约肌收缩	肛门括约肌	肛尾神经	S_{4-5}
正常跖反射	轻划足底外侧	足趾及足向跖面屈曲	屈趾肌等	坐骨神经	S_{1-2}

表2－2　深反射简明分析

反射	检查法	反应	肌肉	神经	节段定位
肱二头肌反射	叩击置于病人二头肌腱上的检查者的拇指	肘关节屈曲	肱二头肌	肌皮神经	C_{5-6}
肱三头肌反射	叩击鹰嘴上方的三头肌腱	肘关节伸展	肱三头肌	桡神经	C_{6-7}
膝反射	叩击髌骨下股四头肌腱	膝关节伸直	股四头肌	股神经	L_{2-4}
跟腱反射	叩击跟腱	足向跖面屈曲	腓肠肌	坐骨神经	S_{1-2}

表2-3 病理反射简明分析

反射	检查法	反应	节段定位
霍夫曼征（Horrmann）	快速弹压病人被夹住的中指指甲	拇指及其他各指快速屈曲为阳性	
巴彬斯基征（Babindki）	以针在足底外缘自后向前划过	拇指背伸，其余各趾呈扇状散开为阳性	锥体束
髌阵挛	用力向下猛推髌骨上缘	股四头肌发生节律性收缩为阳性	
踝阵挛	一手托膝，一手提足，阵发性用力做足背屈动作	规律性足部抖动为阳性	

第三章　软组织损伤的诊断原则

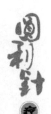

软组织损伤首要的问题在于诊断，诊断是选择最佳治疗方案的前题，是提高治疗效果的保征。对以往软组织损伤诊断失误的经验教训进行总结归纳，提出诊断原则，掌握这些对提高软组织损伤的诊断水平意义重大。

（1）对临床无明显外伤史而出现的剧烈疼痛，以及疑难痛症，应先将各种可能的所有器质性疾病排除之后，方可考虑软组织损伤。如肩部疼痛应排除肺尖部的肿瘤，腰痛要排除结石。肩胛间区痛排除肝胆疾患，不要轻易地下肩周炎、腰肌劳损、菱形肌劳损的诊断，造成误诊给患者带来过多的痛苦。

（2）对有恶性肿瘤病史的患者就诊时，首先要排除局部的疼痛是否是由恶性肿瘤的转移，不要轻易地排除这种嫌疑，临床上经常碰到因恶性肿瘤骨转移而导致的软组织损伤性疼痛，当然治疗前应检查清楚，避免不必要的医疗纠纷。

（3）头面部的疼痛，应先排除颅内器质性病变的可能，如诊断失误对患者的危害是不言而喻的。

（4）对久治无效的软组织损伤，我们应考虑诊断的正确性，要对其协同肌、代偿肌及拮抗肌进行检查，以及上下相关联肌肉的检查。如曲池穴疼痛除肱骨外上髁炎引起外，也可由肱二头肌短头及喙肱肌损伤所引起，上肢麻痛与大小圆肌、冈下肌的损伤关系密切，膝关节内侧痛，也可由髂胫束痉挛而引起，以上这些肌肉病变患者在就诊时并不感疼痛，只是在医者检查时可扪及条索及压痛，需要我们医生加以仔细检查方可确诊。

（5）重视胸腹腔内脏器疾病引起的颈腰肢痛，如心绞痛时，痛在左胸壁心前区，且疼痛常沿左臂的内侧放射；膈肌受到刺激，当然也不能忽视躯体体表疼痛病因的可能，如剑突综合征，患者有心前区闷胀等与心脏病一样的症状，所以我们一定要重视软组织损伤的诊断。

（6）详细问诊、仔细全面的体查，可以减少各种漏诊、误诊，查体既要做全面细致的内科检查，也要做各种相应的神经与骨科特殊检查，同时不能忽视软组织损伤临床特点的检查，如压痛、结节以及病变软组织被动牵拉和主动收缩或抗阻收缩产生疼痛。这些都是疼痛诊断的基本要求。

（7）在辅助检查方面，CT、MRI 等先进检查手段对软组织引起疼痛的确诊及排除诊断有重要的意义，但也不能忽视常规的检查手段，宣蛰人教授认为临床手法及试验动作的检查，对区分疼痛是由椎管内引起还是椎管外引起比 CT、MRI 更具说服力，我们一定要重视临床的手法检查。

（8）不应轻视心理性疼痛病因的可能，癔症性疼痛临床也不少见，要分析其病因，认真询问了解病人注意力分散和入睡后是否疼痛，癔症性疼痛患者不可能有痛醒的现象。这一点应与软组织损伤引起的疼痛相区别。

总之，要认真负责，耐心地询问，全面地分析，对软组织损伤做出的处置要及时观察疗效，当疗效欠佳时应及时分析，到底是诊断失误还是疗程不够，以便及时地纠正诊断或及时调整治疗方案，这样才能在诊断和治疗软组织损伤这一病症上有所提高。

第四章　圆利针治疗软组织损伤的机理

圆利针疗法是通过对引起疼痛或功能受限的动作或姿势进行分析，结合人体解剖、生理、病理、生物力学来确定参与该动作或维持该姿势的肌肉或肌群，然后根据软组织损伤的三大特点（如压痛、结节、运动疼痛）来确定受损的肌肉进行针刺治疗的一种针灸疗法。利用粗大的针具（针体直径0.5mm）直接刺入病变部位，通过来回不同方向的针刺，改变其肌肉、肌腱、筋膜、韧带、关节滑膜等软组织的病理变化。恢复所牵连部位软组织的正常功能而达到治疗目的。

一、恢复肌细胞的内部平衡

病理状态下骨骼肌超微结构中，"Z"带扭曲、变宽，甚至消失，"M"线扭曲、模糊；细胞核在分布于肌纤维中排列紊乱；线粒体杂乱无章分布于肌节之间。肌腱病理状态下，细胞质中基质排列不均匀、间质水肿、组织变性和纤维间质增多、纤维之间相互挤压、小血管充血、细胞浸润以及淋巴细胞、红细胞、血小板渗出为主等炎性改变。卢鼎厚教授通过粗针（直径0.6mm）斜刺受损肌肉切片前后细胞学对比，发现通过斜刺，使受损的肌细胞"Z"带和"M"带由原来的紊乱形态很快恢复到正常，细胞核排列由原来的杂乱状态恢复到正常的位置，线粒体恢复至原来位置，明、暗带对位整齐，针刺后针灸的作用维持36小时。从卢教授的研究可以看出，斜刺可以很快地调节肌细胞内部的平衡，使肌纤维迅速地恢复到正常状态。大量受损的肌细胞恢复也就是说肌纤维的病理状态得以调整，受损的软组织也得以恢复，达到调整恢复受损肌细胞，改善细胞内环境平衡的目的。

二、解除高应力纤维

肌肉的牵引对骨的正常发育有十分重要意义，骨现有的形态和成分，都与其应力的大小及方向有关系。由于持续的反复静力作用，使肌或腱纤维长期处于紧张状态，作用于所附着的骨面则产生应力性的"骨质增生"（也就是长期处于紧张状态下的肌或腱的钙化或骨化）。通过粗大的圆利针针刺，可以缓解这些止于骨面的高应力纤维，改变其力平行的方向及大小，达到解除病因的目的。

三、减轻骨纤维管的高压

骨纤维管是由骨组织和其上横行的纤维组成的管道。按其组织结构可分为骨性纤维管、关节纤维管及肌腱纤维管。其内可有神经及伴随血管及肌腱等组织通过。主要起保护及固定管内组织的作用（如腕管，是由大多角骨、豌豆骨、钩骨、舟骨、月骨、小多角骨以及腕横韧带共同构成的骨性纤维管，腕管内共有 9 根肌腱和正中神经及其伴行的动脉通过），由于某种病因引起管内压增高时，则会刺激或压迫管内容物产生症状。圆利针则通过对构成骨纤维管中的软组织如韧带或肌腱进行针刺，松解挛缩紧张的骨纤维管中的软组织，消除软组织水肿，减轻管内高压，达到解除症状的目的。

四、减轻组织内压

由于外伤或慢性劳损使局部组织代谢紊乱引起的骨筋膜室综合征。关节囊、滑囊或筋膜内压增高出现的一系列临床表现，通过粗大圆利针多个方向针刺刺破局部组织，如关节囊、滑囊、肌筋膜的囊壁，形成多个减压通道，既释放过高的组织内压，又可以促进毛细血管生成，改善局部组织的血液循环，恢复局部组织代谢平衡失调的现象，达到减弱或解除症状的目的。

五、解除组织间的粘连

由于外伤、长期慢性劳损或术后未得到及时处理，使局部出现肌纤维与其周围组织的粘连，如肌肉与肌肉之间、肌肉与骨之间、皮肤与组织之间的粘连，影响正常组织的功能出现临床症状。通过圆利针粗大针体的针刺，首先对周围软组织形成一个挤压，增加了组织内部张力，使软化组织内部紊乱的肌细胞迅速重新排列、恢复常态，然后出针后，组织内出现一个空隙，可使痉挛的软组织得以松解，起到张力性松解的目的，可减轻组织间粘连，使其恢复正常的生理状态。

六、改善局部组织的无菌性炎症

由于外伤或长期的慢性劳损，软组织出现痉挛，造成局部组织血液循环受阻，毛细血管通透性增加，炎性致痛物质堆积，形成无菌性炎症而出现局部疼痛症状，圆利针针刺后可使病损组织肌细胞恢复，缓解软组织痉挛，改善局部组织的新陈代谢及血液循环，降低致痛物质的产生，促进无菌性炎症的吸收。

七、改善局部软组织的血液循环

因长期的慢性劳损，软组织因痉挛及组织内压的增高及功能静态张力的影响，局部组织的血液循环受阻、组织缺血、缺氧、微循环障碍，当圆利针针刺时因圆利针针体粗大（直径为 0.7mm），当针刺入时因挤压肌细胞而产生动能，通过生物电与压电学原理，将机械能转变成热能。热能则起到温通的作用，使局部的气血循环加速改善局部缺血缺氧状态，同时也可将局部的代谢产物能随血流运走，使其致痛物质对感觉神经的刺激减少，从而减轻了疼痛达到治疗目的。

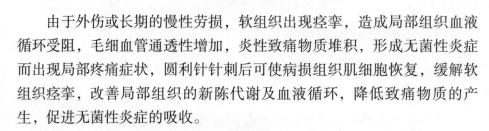

圆利针
疗法
——运动损伤中西医结合针灸疗法

第五章　圆利针疗法的特点

圆利针疗法是在古代圆利针疗法的基础上加以分析，结合现代解剖学知识及运动医学原理，整理开发的一种与传统毫针完全不同的针刺方法，其来源于传统针灸，又不同于传统针灸，其特点主要包括针具特点、操作特点和疗效特点。

第一节　针具特点

圆利针与传统毫针相比，圆利针针具直径为 0.5mm，针具长度只有三种规格，即 50mm、75mm 和 100mm，传统毫针的针具直径从 0.3～0.45mm，针具长度从 10～300mm 各种规格均有，所以圆利针在选针上只有针具长短的选择，没有针具粗细的选择，选择起来比较方便。

第二节　操作特点

圆利针与目前针灸临床常用的疗法比较，在操作方法上有以下不同特点。

1. 以肌肉起点、止点、肌腹点为针刺治疗点，临床上一般只用此三点为穴位

圆利针疗法源于古九针中的圆利针，选穴上，以西医的解剖学知识和运动学知识为基础，根据疼痛引起的功能障碍来判断参与该动作中最易损伤的肌肉或韧带为治疗对象，从而确定病变的肌肉或韧带。通过针刺病变肌肉或韧带的起点、肌腹或止点来治疗软组织损伤，如患者诉肩关节外展疼痛，经解剖学我们可以得知支持肩关节外展的肌肉有三角肌、冈上肌，三角肌肌块较大为肩外展动作的主要肌，冈上肌肌块较小为肩外展动作的辅助肌，所以我们在治疗肩关节外展疼痛这一软组织损

伤病时，对其外展动作的二块参与肌肉对比三角肌肌块大，冈上肌肌块小，对肩外展动作承受相同的负荷的前题下，肌块小的冈上肌则易出现劳损，所以确定容易发生损伤的肌肉为冈上肌，治疗时只需选用冈上肌的起点、止点和肌腹来进行圆利针针刺即可达到疗效。再如肱二头肌损伤：肱二头肌虽然为屈肘的主要肌肉，因其解剖特点长头肌腱起自盂上结节，通过关节腔，经过肱骨横韧带三条面，出于结节间沟，其长头肌腱在结节间沟内部长期滑动，加之退行性病变使结节间沟处粗糙狭窄、磨损，引起局部水肿疼痛，短头起于喙突尖，与同样起于喙突的喙肱肌之间经常性的不同步重复收缩运动产生摩擦而导致损伤，那么选用肱二头肌长头点、短头点和肌腹点以及桡骨粗隆上的止点来治疗即可达到疗效。其治疗部位没有十四经的辨证归经知识及相关的经络学知识，与传统针灸相比，具有选点更简单、更精确、针刺点更加少的特点。

2. 扇形斜刺

圆利针疗法针刺时几乎都采用类似针灸九刺中的"合谷刺"的扇形斜刺，而合谷刺应合脾气，而脾主肌肉，对肌肉软组织损伤具有较强的治疗作用。这一点与十四经相同，而圆利针疗法上把这一刺法发挥得更加全面，如有的部位采用纵向合谷刺，有的部位采用横向合谷刺。传统针灸在合谷刺上几乎没有针刺深度的特别要求，其针刺深度一般按穴位的深浅来定。圆利针的扇形斜刺，一定要使针尖刺中或穿过肌肉或肌腱韧带上的附着点，对治疗点进行有效的刺激，这也是圆利针取效的关键。

3. 进针手法

圆利针进针手法操作简单，进皮后徐徐进针，不讲究提插捻转手法，只需将针尖达到预定的部位即可，中间也无传统针灸的催气手法。传统毫针在治疗上个人手法的运用对疗效的取得有较大的影响。手法运用得好，疗效就大，初学针灸者手法运用差，疗效就大打折扣。这一点，针灸临床上的医生都有体会。同样的穴位，不同的针灸医生操作，疗效是截然不同的。圆利针在这一点上主要是选对治疗点，针刺手法上只要按操作方式及操作要求来治疗，疗效几乎没有分别。这一点圆利针疗效的稳定性要比毫针高，手法操作比毫针更简单易学。

4. 针刺点少

圆利针治疗时，一般只选用 1~3 个针刺点，具有很明显的针对性，选点更加精确，传统毫针通常选用 6~8 个穴位甚至更多，操作时较圆利针复杂。

5. 不要求得气

传统针灸认为"得气"是临床取效的重要环节，也是一个标志，得气的迟早决定疗效的快慢。所以传统针灸有相当多的手法来促使得气，治疗中要行针来加强针感维持得气。圆利针疗法对得气与否不作强调，也就是说圆利针疗法出现得气与不得气，对疗效并无影响，治疗中间无需行针，这样减轻了患者的痛苦，易于为患者接受。

6. 留针

圆利针在治疗软组织损伤时多不留针，其针在人体停留的标准为：当圆利针刺入软组织后，若无针感的患者即刻可以出针。若出现针感时，当针感消失后，一般 1~2 分钟后即可出针，传统毫针一般都要久候得气，中间行针加强针感后再留针，再出针，一般都要留针 30 分钟以上，甚至更长。所以说圆利针治疗节约了患者的时间，提高了工作效率。

第三节　疗效特点

一、治疗范围

笔者对圆利针治疗范围的研究较窄，其疗法目前还只停留在治疗软组织损伤一类病症上，对内科及外科等其他科的常见病还未开发，这一点在今后的工作上还需要与同道来共同研究，进一步扩大圆利针的治疗范围。

二、取效快捷

圆利针在治疗软组织损伤病症时，医者当时就可感觉到手下痉挛的软组织得以缓解，针刺后结节点得以平复。患者出针后即感轻松，疼痛缓解，取效是十分迅速的，远期疗效是肯定的，传统毫针有相当多的病症也能立即取效，但远期疗效得不到巩固，须经多次针灸方可获得。

三、安全无副作用

圆利针疗法，与传统毫针一样，其工具都是针灸针，对软组织无切割的伤害，传统毫针穴位大部分分布在血管神经的周围和脏器的表面，对针刺有一定风险，而圆利针的针刺点在骨突部（也就是肌肉附着点）及肌腹上，其间分布的神经和血管较少，针刺部位与内脏相距较远，一般以四肢肌肉起止点较多，所以针刺的风险大大减少。

四、治疗费用低

圆利针治疗软组织损伤因其具有针对性等特点，疗程上较传统毫针短，一般病症 1～5 次即可，疗程比毫针大大缩短，这样治疗费用上就比毫针少，大大地节约了病人来就诊的车费及治疗费，更易为远处的患者接受。

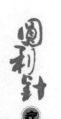

第六章　圆利针疗法的操作方法

圆利针疗法是以中医理论为基础结合西医的解剖学知识及运动医学知识发展起来的一门针灸技术，针刺工具以古代圆利针为蓝本，结合现代的制针工艺而形成的一种针灸工具，虽然治疗部位不是传统十四经的穴位，但其本质还是针灸针，其疗效的取得还是离不开针刺手法及治疗点，临床操作时应明确以下两点，才能做到安全高效。

第一节　诊断明确、选点精确

在治疗软组织损伤前，必须结合病因、病理、病位、病势，方可确定软组织损伤的病变肌肉或韧带，这样对软组织损伤的治疗点加以确立。不要一味地寻找痛点或阿是穴点，临床上我们发现有相当多的软组织损伤的疾病，其治疗点与患者所描述的痛点相差很远。甚至有的患者只诉某部位疼痛，根本指不出具体的痛点，这是什么原因呢？肌肉本身因无菌性炎症的刺激发生痉挛，根据肌肉交互抑制的原理，它的拮抗肌往往会出现疼痛：如阔筋膜张肌痉挛时，膝关节内侧因牵拉而出现疼痛，那么其治疗点就在阔筋膜张肌而不在膝关节内侧点上。所以在明确诊断的前提下，才能找准治疗点。临床上要对每一个软组织损伤性疾病加以分析，确定其痛点是因牵涉痛还是本身的肌肉的附着点痛，确定损伤的肌肉或韧带要精确，尽量减少不必要的针刺点，针刺点越少患者的痛苦和恐惧感就越少。这一点临床上非常重要。

第二节　圆利针针刺点的选择

如何确立损伤病变的肌肉或韧带？这个问题在临床上相当重要，也是诊断是否正确的关键，诊断明确则容易找到针刺点，当然这也是圆利针疗法的精髓。首先我们必须明确引起疼痛或运动障碍的参与肌肉或肌群，或维持某一姿势发生疼痛的参与肌肉或肌群。根据力学分布原理和运动学原理，排除其中肌块大、肌力强的肌肉，找出其中肌块小、肌力弱的肌肉，了解其运动功能，通过设定的检查动作（后文肌肉起止点图表所述），观察是否引起疼痛加重，从而确定该肌肉是否损伤，结合下文所述的阳性点的检查办法确立病变肌肉或韧带，也就是说在做同一动作时，肌块小、肌力弱的肌肉常常是最易劳损的。另外对解剖结构也要加以分析，有的因解剖的先天缺陷也是软组织劳损的主要原因，如肱二头肌长头，起自盂上结节通过关节腔，经过肱骨横韧带三条面，出于结节间沟，因解剖缺陷，长头肌腱在结节间沟内部长期滑动，也是导致劳损的主要原因。本书介绍的疾病中，只有中风偏瘫的治疗我们选取肌块大、肌力强的肌肉来作为治疗肌肉，这一点在中风偏瘫中我们将详细论述，因为那是在动作丧失的前提下，我们只考虑大块肌肉的治疗使其功能动作恢复，从而达到治疗目的。

我们在临床上对运动性损伤的疾病，往往采用传统针灸用"阿是穴"疗法，这种疗法是很重要的一种针刺疗法。笔者在临床运用中结合现代医学解剖，发现"阿是穴"多数分布在肌肉的起点、肌腹或止点这三个部位上，一般一块肌肉临床上只有一个痛点，而为什么临床上的痛点分布会出现在以上三个部位呢？反过来我们这样想，这三个点是不是都有治疗这块肌肉的损伤性疾病呢？也就是说其余二点，虽然没有"阿是穴"的特点，是否也有治疗该肌肉病变的"阿是穴"的作用呢？带着这样的问题我们运用于临床，将肌肉的起止点和肌腹都进行针刺，果然它们分别都有"阿是穴"的治疗效果，而疗效要比针刺一个点要好得多，所以我们临床针灸选择治疗点时，就选肌肉的起点、肌腹和止点为进针部位。

第三节　圆利针疗法选点手法

通过软组织的检查，我们可以确定引起疼痛的病位，也就是说可以确定引发疼痛症状的肌肉或筋膜，但还是没有确定穴位，必须通过以下

圆利针疗法——运动损伤中西医结合针灸疗法

手法来确定阳性点，即结节或条索点，也就是针刺点。

一、单手选点法

单手选点法也叫静态选点法，即患者不动医者动的查点方法。

1. 拇指与其余四指合力查点法

手法要领：医者站立位，通过调节双下肢的分开距离来保持医者腰部的挺直，这样有利于医者保护腰部，防止工作劳损。肘关节伸直，拇指张开，其余四指并拢，将拇指放在肌肉解剖结构上的起、止点或肌腹上，与其余四指形成合力，逐一地上下或左右循按，寻找最佳的阳性点，此手法适用于浅层肌肉的起、止点病变的检查。

2. 拇指推压查点法

手法要领：拇指张开，其余四指并拢并且握紧，拇指沿肌肉的走行方向向上或向下推压，寻找阳性点。此手法适合于肌腹酸胀的检查。

二、双手选点法

双手选点法也叫动态选点法，即医者利用辅助手根据患者活动受限方向，使患者被动地运动，或者使患者处于一个引起疼痛的极限体位，然后检查手再运用静态检查法中的方法来检查患病肌肉，从而查出阳性点，此方法适用于由多块肌肉组成的联合运动性疼痛的检查，因其参与肌肉太多，而不易区别最主要病变肌肉时则选择此方法，有利于寻找出最佳治疗肌肉的三点。

通过以上动态、静态的检查选点法，将更加精确地确定治疗点，尽量减少不必要的针刺，将患者因针刺所带来的痛苦降到最小。

第四节　圆利针的针刺方法

针刺方法有着较高的技术要求和严格的操作规程，医生必须熟练地掌握进针到出针这一系列的操作技术。圆利针因针体较粗大，操作起来技术难度更大，所需的指力也更大，因此医生必须更加精细地研究进、出针过程中的无痛或微痛技术。

一、进皮技术

当针尖穿过皮肤时，应尽量做到不痛或微痛，这样可以使临床减少晕针、消除患者的恐惧心理。

圆利针在针刺时医生两手须相互配合、协调一致。一般医生右手持针，主要以拇指、食指、中指三指夹持针柄，左手拇指用指尖在肌肉韧带的起止点上或条索状物上按循，先确定针刺阳性点并固定，将针尖靠近左手拇指指甲边缘，右手快速地用爆发力向下推针，将针尖刺入皮下。此时的技术难点是右手力量的运用，如指力不够、进针速度不快或力量方向出现偏差，则患者会出现疼痛或弯针。所以医者一定要经常练习指力。

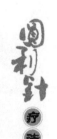

二、皮下技术

圆利针疗法针刺皮下的技术要求相对而言不算太高，主要是将针刺入并穿过结节点或将针刺入痉挛的条索点或者肌腹点。这其中主要的技术点在于针刺的深度达到并穿过治疗点与否。如针刺过深则加大了针刺的风险，针刺过浅则达不到所需的治疗部位，产生不了效果。一般来说针下的沉紧感比较强烈，当出现落空感或沉重感突然消失时，说明针尖已穿过了结节点或肌肉的肌腹，此时的深度为圆利针的进针深度。在整个治疗过程中，无需提插、捻转，只需沿着一定的方向，徐徐进针寻找手下感觉。另外，如无特殊要求，圆利针应尽量避免沿骨膜针刺，防止伤及骨膜产生剧烈的疼痛而加重病情。针刺手法上虽然没有毫针中的提、插、捻、转手法，但是也是遵循古代针法中"合谷刺"针法来应用于临床的。《灵枢·官针》："凡刺有五，以应五藏……合谷刺者，左右鸡足，针于分肉之间，以取肌痹，此脾之应也。"而运动性损伤针灸的治疗机制在于治脾，因脾主肌肉，脾失条达则肌肉拘急。"合谷刺"针法正应合脾气，使气机条达，经络得通、瘀阻拘紧得散。

对治疗的施针部位，应根据解剖学的知识，首先识别其针刺部位的肌肉或起止点呈什么形状，再根据其形状来确定合谷刺的方向面（即扇形针刺面）。在肌肉起止点上针刺时，针刺的方向应向肌腹斜刺。在肌腹上针刺时应先垂直针刺一针，然后将针退至皮下，分别向肌肉的起点和止点以45°角斜刺。另外临床上也有些特殊情况，针刺方向如下：

（1）肌肉的起点或止点过多时的针刺方法。肌肉的起点或止点过多时，我们可用手触摸或按压寻找阳性点，肌肉的起点或止点上的阳性点就是针刺点。

阳性点的表现一般有如下特点：①按压酸痛点；②按压有条索感、痉挛感；③团块状或颗粒状结节；④按压时患者有舒适感或症状有所减轻的部位。

（2）肌肉的起点、肌腹或止点，因手不易触及或针刺有危险性时的针刺方法。临床上我们经常会遇到这样的问题，如梨状肌的起点，因解剖的关系，起点位于第2～第4骶椎前孔侧方的骨盆面，我们就不易针刺，临床治疗时我们只针刺其梨状肌的肌腹和止点，起点我们就放弃针刺，治疗上只选取两点。也就是说原则上我们都应选取肌肉的起、止点和肌腹点来进行针刺，如果有的治疗点不易针刺或针刺风险过大，我们只需针刺其他两点或一点也可达到疗效。

（3）对不同形状肌肉的针刺方法。人体肌肉韧带的形状各有不同，有扁形的、有圆形的、有条索状的，那么在针刺时应根据各块肌肉或韧带的形状确定扇形合谷刺的针刺面，原则上以圆利针的扇形针刺面与肌肉的形状面相一致，使圆利针在肌肉或韧带上尽量做到针刺扇形面的面积为最大，这样更有利于局部的减张、减压和使受损的肌细胞迅速得以恢复。

（4）对深层或因体位、人体解剖结构阻挡不易针刺的肌肉起、止点进行针刺的方法，不必强求扇形"合谷刺"，针刺方向可以斜刺或垂直刺一针即可，使针尖穿过结节点就可达到治疗目的。

选针刺点与针刺手法是疗效的关键，一般病症只需3针即可。临床上更易被患者接受，医者必须要熟练地掌握解剖知识，才能更好掌握该疗法。

三、留针与出针

留针是指将针刺入软组织后停止手法，将针留于皮下，目的是为了保持镇痛效应，临床上针刺时，当右手拇指感到结节点变软或条索点的痉挛程度减弱或消失时，治疗目的已达到。此时的针刺为有效针刺，否则是治疗部位不准，需重新调节针刺方向或部位。对急性病我们不主张长时间留针（前文已经论述），一般留针时间为患者感觉针感消失或达到有效针刺即可，一般针感消失所需时间为 1～2 分钟，出针后嘱患者做针刺前功能受限方向的运动动作，帮助气血与筋肉的恢复。出针时用干棉球按压针眼防止出血。另外，因圆利针针眼较大，容易形成针眼发红的现象，特别是对金属过敏的患者，应在针刺后在针眼处搽清凉油，以防止针眼发炎、发红。

四、圆利针的补泻

圆利针疗法就针刺手法而言不易分清是补是泻，其针法要点是将针刚刚穿过其治疗点，而不施行任何的手法，因其针体粗大，进针时应缓慢进针，当针下有落空感时即达到了治疗目的。就西医学的观点，其疗法实质是一个张力性针刺松解，进针时因针体粗大对肌肉的起、止点或肌腹形成一个张力性挤压，使受损的肌纤维迅速整合，将针退出后局部的痉挛条索得以松解。所以这一针刺过程的方法不易用针刺的补和泻来论述。

第七章　圆利针的临床治疗及相关问题

圆利针治疗前，应做好相关的准备，这是临床取效减少针刺意外的重要环节。

第一节　针具的选择

圆利针因其规格少，只有针具长短的不同，没有针具粗细的选择，临床治疗时，根据所选治疗的软组织深浅和斜刺时所需达到的深度以及患者的胖瘦来选择适宜的圆利针。一般小号圆利针适用于比较表浅的肌肉附着点或筋膜附着点的治疗，如棘突两侧的针刺、网球肘的针刺；中号圆利针适用于肌肉较深部位的针刺或浅表肌肉肌腹的斜刺，如三角肌的针刺、骶脊肌的针刺；大号圆利针适用于较深部肌肉的治疗和长条肌肉的斜刺，如梨状肌的治疗、竖脊肌肌腹的针刺。总之圆利针因针体粗大，治疗时一定要选择适宜的针具，这样有利于针刺技术的发挥，减少针刺意外的发生。

第二节　体位的选择

针刺时选择适宜的体位，对于正确选取治疗点和进行针刺操作是十分必要的。为了显露针刺部位便于操作，病人应采取较为舒适安稳的体位，体虚、病重或精神紧张的病人，尽量采用卧位，在留针或操作时，不可随意改变体位，以免引起疼痛或弯针、断针等事故。临床上常用体位一般以卧位和倚靠坐位为主。

各种体位适宜的治疗部位：

（1）仰卧位：适用于上肢及下肢前侧软组织的治疗。

（2）俯卧位：适用于后背部及下肢后部软组织治疗。

（3）侧卧位：适用于上肢肩部及下肢侧身部软组织的治疗。

（4）仰靠坐位：适用于前颈、上胸和肩臂、前腿、膝、足踝前部软组织的治疗。

（5）俯伏坐位：适用于后枕、后项和后侧肩背软组织的治疗。

（6）屈肘仰掌位：适用于肩臂、前臂、屈侧面、手掌部软组织的治疗。

（7）屈肘俯掌位：适用于肩臂、前臂伸侧面、手背部软组织的治疗。

（8）屈肘侧掌位：适用于肩臂、前臂外侧面、腕掌部软组织的治疗。

第三节　消　　毒

一、圆利针的消毒

圆利针的消毒方法很多，应尽量采用高压蒸汽灭菌法。

1. 高压蒸汽灭菌法

圆利针先选择一遍，一般将针体无剥腐、无弯折、针尖无倒钩的圆利针用布包好，放在密闭的高压蒸汽锅内灭菌，一般在 $1.0 \sim 1.4$ kPa/cm^2 的压力，$115 \sim 123$℃的高温下保持 30 分钟以上，才可达到灭菌要求。圆利针离开灭菌锅后打开布包一般只能使用 3 天，如有没用完的圆利针应视为被污染，需重新灭菌。

2. 药液浸泡消毒法

用 2% 戊二醛完全浸泡选好的圆利针达 $6 \sim 8$ 小时即可。用时需将圆利针用无菌生理盐水或 75% 的酒精冲洗，防止戊二醛对针眼的刺激，产生红肿。

二、进针部位的消毒

在需针刺的部位用络活碘进行擦拭消毒即可，擦拭时应从治疗点中心向外绕圈擦拭，直径达 6cm，穴位消毒后必须保持洁净，防止再污染。

三、医生手的消毒

医生的手在施术前要用肥皂水洗刷干净，然后用75%的酒精棉球涂擦后方可持针操作。

第四节　异常情况的处理和预防

圆利针因针体粗大，一般不会出现滞针、弯针、断针等异常情况，但是如果操作不慎、疏忽大意或针刺手法不当，或对治疗部位的解剖不清楚，也会出现一些异常情况，常见的有皮下瘀血、晕针和气胸等。

一、皮下瘀血

圆利针针体过大，治疗时极易刺中毛细血管及小血管，出现渗血形成皮下出血。少量的皮下出血出现局部小块青紫，一般不必处理，可自行消退，也可用土豆切成薄片（一般厚度为3mm），用胶布固定在出血部位，通过土豆里的鞣酸使局部炎性渗出减少，加快血肿的吸收，患者不必顾虑及恐惧；若局部肿胀疼痛较剧烈，青紫面积大或影响到功能活动时，应作冷敷止血。另外用2寸毫针针刺《董氏奇穴针灸学》中的"解穴"（梁丘穴上0.5寸），有一定的疗效。

二、晕针

晕针是在针刺过程中，病人可能因体质虚弱、精神过于紧张或当劳累、空腹、大泻、大汗、大出血后，及针刺手法过重、体位不当等原因而出现头晕、眼花、出冷汗、胸闷、心慌、恶心呕吐、面色苍白等反应，严重者可出现晕厥、四肢厥冷、血压下降、脉细欲绝等症状。

对于晕针应着重预防，如针刺前先要做好患者的思想工作，消除其恐惧心理，其次是针刺的体位应适当，尽量让患者感到舒适；饥饿或大汗时不宜针刺，身体虚弱的患者针刺手法应尽量轻，医生应加强手法练习，尽量做到针刺无痛或微痛。

晕针的处理办法：立即停止针刺，将针全部取出，使患者平卧，采取头低足高位，注意保暖，给予温开水或糖水服用，即可恢复正常，严重者在上述处理的基础上，按压足三里、内关或用针刺《董氏奇穴针灸学》中的手解穴（位于心经少府穴前0.3寸），若仍不省人事、呼吸细微、血压下降，可配合内科按休克治疗，采用急救措施。

三、气胸

治疗时出现气胸，是在针刺治疗胸背部的软组织时，进针过深或方向不当刺破肺组织，使气体进入胸腔所致。

气胸较轻者仅有胸痛、气闷、呼吸不畅，重者则伴有呼吸困难、口唇发绀、心跳加快、脉率增速、出汗等症状，叩诊患侧胸部时有过度反响，听诊呼吸音明显减弱或消失，严重者可发现气管向健侧移位，X线检查可以确诊。

气胸的处理：发现气胸后，轻者可取半卧位休息，适当给予镇咳、止痛、抗感染药物，一般少量气体多能自行吸收；严重气胸应立即抢救，如胸腔穿刺抽气、输氧抗休克等处理。

第五节　针刺的注意事项

因人们生理功能状态、个体差异、生活环境条件等因素，以及圆利针针体粗大等特点，在针刺时应注意以下几个方面：

（1）有传染病、恶性病的患者，或发高烧、有急性炎症患者，不要采用圆利针疗法。

（2）患者在过于饥饿或过饱、疲劳、精神紧张、刚刚睡醒时，不宜立即针刺。

（3）妇女怀孕3个月，不宜在小腹部针刺。若怀孕3个月以上者，腹部、腰骶部也不宜针刺。妇女行经时慎针。

（4）常有自发性出血或凝血功能障碍，导致损伤后出血不止者；如血友病患者不宜针刺。

（5）皮肤有感染、溃疡、瘢痕或肿瘤的部位不宜针刺。

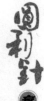

圆利针疗法——运动损伤中西医结合针灸疗法

（6）圆利针针体较粗大，相对传统针刺疗法而言较易感染，圆利针一定要严格消毒，特别是对容易感染的病人，如糖尿病血糖过高的病人，应加倍小心，慎防感染。

（7）针刺取针后应用清凉油等擦拭针眼，防止针眼发红、感染。

（8）在肌肉丰厚处进行针刺，因针刺过深，当针刺入人体后应嘱咐患者保持体位，不能随意活动以免发生针体卡压导致弯针，产生剧烈疼痛及滞针。

（9）对久病患者针刺前应嘱咐病人摆好体位，以免在留针过程中因体位不适，而不能坚持完成整个留针过程。

（10）针刺时应尽量避开在大血管及神经附近针刺，以免损伤血管而出血或损伤神经导致麻痛。

（11）施术部位附近有重要器官且无法避开时，不要进行圆利针治疗。

第八章 圆利针疗法的针具

《灵枢·九针论》"圆利针，取法于氂针，微小其末，反小其身。令可深内也，长一寸六分。"古代圆利针针形酷似未开放的荷花，针刺时不易进针和进针时疼痛；其针长1寸六分，对现今许多病的治疗达不到病位，如梨状肌综合征，需针刺4寸深左右。基于以上两点原因，须对针具进行改进，使其更加适用于临床。

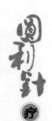

第一节 针具的材质及针体要求

现代研究证明，金、银、钨等金属材料，对人体形成的创伤不易感染，其传热、导电性较好，不锈钢次之。但金质、银质针，一是质地太软，二是材质昂贵，不宜作为圆利针，而钨因其脆性大，易断裂也不宜于做圆利针的材料，所以一般采用不锈钢作为其材质。

针尖要求端正不偏、光洁度高、呈圆锥形不宜呈宝剑形，且尖中带圆，锐利适度，不能有钩曲或倒刺，针身要求光滑挺直、圆而匀利，不能有斑剥锈蚀或折痕，针柄要求金属丝缠绕牢固不松脱，一般采用盘龙缠绕柄，增加与手的摩擦力以利手法操作。

第二节 圆利针规格要求

改进型圆利针有三种规格：小号圆利针，针体长50mm，针柄长35mm，针体直径0.5mm；中号圆利针，针体长75mm，针柄长35mm，针体直径0.5mm；大号圆利针，针体长100mm，针柄长50mm，针体直径0.5mm。

第九章 圆利针疗法针刺时医患双方的感觉及处理方法

传统毫针疗法中患者的感觉古书记载为"酸、麻、胀、沉",医者手的感觉为"如鱼吞钩之沉浮"。这样描述对患者的感觉而言比较笼统,到底刺中什么部位为"酸",刺中什么部位为"麻"呢?书中并未细说。而对医者手的感觉而言,又描述得比较含糊,什么是"鱼吞钩"的感觉呢?不要说没有钓过鱼的医生不易理解,就是钓过鱼的医生也不能完全理解其中之意。圆利针针刺时医患之间的感觉,我根据现代医学的解剖学知识及针刺时刺入软组织的先后顺序,通过临床大量病例总结出医患双方的感觉以及处理方法,现分类陈述如下(表9-1):

表9-1 圆利针针刺时医患双方感觉及处理方法

部位	医者感觉	患者感觉	处 理
皮肤	轻微抵触感	微痛或不痛	疼痛时应加强进针手法的练习
肌肉	无特殊感觉	无特殊感觉	无需处理
血管	微抵触感或无感觉	刺痛	将针退出少许
神经	无特殊感觉	电麻感	停止针刺或将针退出 1～2mm
骨膜	沉紧感	强烈的酸痛	将针退出少许或停止行针手法
骨头	抵触感	酸胀感	停止进针防止针尖倒钩
空腔脏器	落空感	无特殊感觉	将针退出

第十章　头项部疾病

第一节　颈源性综合征

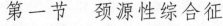

因颈椎病变引起的一系列相关性的疾病临床十分常见，如头晕、失眠、多汗、耳鸣、视物模糊、后背发凉、心慌、憋气、颈部疼痛不适等一系列症状，统称颈源性综合征。

颈部的解剖结构复杂，加上颈部是一个活动方向最多的结构，最易引起病变。颈部有三个活动轴，如前屈、后伸，左右旋转、左右侧弯等，再加上人经常长时间低头工作，而引起颈部肌肉韧带的积累性劳损而产生疾病。

近几年来对颈部的认识大体分为两派学说：软派学说和硬派学说。

软派学说机理： 人们长期低头工作及其他原因，导致颈部相关肌肉、韧带、筋膜产生无菌性炎症反应，出现水肿，相邻局部的炎症产生的代谢产物（如肌苷、乳酸等）直接刺激相邻的神经、血管，从而产生症状，另一方面局部组织的无菌性炎症刺激，使邻近软组织痉挛，引起局部缺血、缺氧，使局部相邻组织、筋膜产生粘连，压迫神经、血管，从而产生相应的症状。

硬派学说机理： 由于日常饮食失调，钙质的摄入不足或因身体以及其他疾病的原因，导致大量的钙质流失或人体的老年化，使肌肉力量减弱，人体就会在一些肌肉的附着点产生钙质堆积（也就是人们常说的骨质增生），从而加强附着点肌肉的力量，加固骨关节的稳定性。当堆积的钙质，也就是骨质增生达到一定程度，引起局部组织的无菌性炎症反应，其代谢产物刺激周围的神经血管产生相应的症状；另一方面增生、硬化、钙化、骨化的骨质直接刺激或压迫周围的神经血管产生相应的症状，或因人体向某个方向运动时，使增生的骨刺刺激局部邻近的组织导致疼痛，从而使人体保持一种不痛的体位，长期的一个体位更加加重病情。软组织出现劳损，这就是被迫体位的产生机理。

以上二组学说互相渗透，当软组织损伤达到一定程度，身体上的钙质就会聚集到此，加强软组织的力度，久而久之，形成肌肉韧带钙化、增生、骨化，如常见的项韧带钙化。当人体老年化导致骨质中的钙质缺失，加上骨关节之间的长期磨损以及骨的破坏都会导致骨在修复过程中的异常增生，增生刺激周围软组织产生炎症渗出反应，加重软组织病变。一般软组织的劳损与骨的磨损几乎都同时存在，不能单一地加以区分。

X线颈椎摄片出现生理曲度排列异常、椎体骨质增生、项韧带钙化、椎间孔变形变小等阳性改变。

一、病因病理

（1）眩晕为颈源性疾病常见的症状，其原因为颈椎的外伤、劳损或椎间盘退变，椎间隙变窄所致的颈椎失稳，是产生症状的基础。

（2）颈内外软组织无菌性炎症的刺激及其颈椎椎体小关节、钩突关节的骨质增生，对颈部动脉的炎症刺激和机械压迫产生供血不足，或植物神经受到刺激，引起椎动脉反射性痉挛，此时椎动脉血流受阻，使小脑、前庭神经核、红核等部位缺血引起眩晕。

（3）中枢血液循环发生障碍而产生眩晕。视力障碍、失眠、出汗、心慌，也是颈源性疾病中病人主诉的主要症状，其机理为上颈部的肌肉及筋膜的劳损，环枢椎体的错位，上、下项线之间的环枕韧带及其筋膜的劳损产生炎症，椎体的移位，可直接受压或受刺激发生血管痉挛，出现椎基底动脉血流量减少，当大脑皮层视觉投影中枢血流量低于视区脑组织正常代谢过程中的需要量时，则造成视力障碍，另外炎症对交感神经的刺激以及局部血流减少，组织缺血缺氧，一方面营养物质不能运来，另一方面代谢产物不易排出，从而刺激了颈两侧的交感神经，引起视力障碍、失眠出汗等症状。

二、临床表现

（1）根据颈椎的张口正位片、侧位片及左右前斜位片，可发现其阳性特征。

（2）触诊：在项两侧肌肉或筋膜的附着点可触及结节、压痛点及痉挛条索点。

（3）活动受限：颈部神经根受压时，臂丛神经牵位试验（+），因骨质增生过大时，被动向增生处屈曲时产生疼痛，有些病人严重时被迫体位，如颈中段病变严重时，因局部水肿严重，压迫神经血管，病人往往采取西欧式投降姿势；中老年颈椎增生严重时病人被迫采取低头姿势等。

三、治疗

1. 选穴

a 点：颈两侧竖脊肌在枕后附着点的触诊阳性点（针刺此处可立即解除视力疲劳）。

b 点：C_2 横突尖上端或侧锋端触诊阳性点（针刺此处可立即解除眩晕）。

c 点：$C_1 \sim C_7$ 棘突两侧触诊阳性点（针刺此处可治疗颈部不适或手麻）。

d 点：上、下项线之间正中线旁开 2.5～3.5cm 触诊阳性点（针刺此处可治疗头痛、头昏）。

e 点：颈外侧横突尖治疗点，因颈外侧肌肉较厚，触诊不易。根据神经解剖分布部位，如肩后背疼痛针刺 $C_3 \sim C_4$ 横突间，肩及上肢上部疼痛针刺 $C_4 \sim C_5$ 横突间，手大拇指及食指病变针刺 $C_5 \sim C_6$ 横突间，手、中指、无名指及小指病变针刺 $C_6 \sim C_7$ 横突间（选此处的目的是使横突间韧带及周围的筋膜、韧带的挛缩得以松解，从而使神经根的压迫得以解除）。

2. 针具

均选用小号圆利针。

3. 操作

患者俯卧位或低头坐位，暴露治疗部位，常规消毒。

a 点：针尖向下，针体与纵轴平行分别以 15°、30°、45°角的方向呈扇形面向下针刺达到针刺要求后出针，用干棉球按压针眼 1~2 分钟。

b 点：针体垂直刺入横突尖，然后分别向上 30° 和向下 30° 呈扇形面针刺，达到针刺要求后出针然后用干棉球按压针眼 1~2 分钟（针尖达到横突尖后，针体提插转换方向时，针刺深度不超过横突尖 0.7cm 为安全）。

c 点：针刺扇形面与纵轴平行，先分别向上或向下以 30° 斜刺后，达到针刺要求后将针退至皮下，然后再垂直刺入 1~2cm 达到针刺要求后出针，用干棉球按压针眼 1~2 分钟。

d 点：针刺法同 a 点。

e 点：侧卧位针刺，先将针分别向横突上方、下方及后方针刺，深度以达到横突尖后向三个针刺的深度不超过横突尖 0.5cm 为标准，达到针刺要求后出针，用干棉球按压针眼 1~2 分钟（针刺时应缓慢进针，如患者有剧烈疼痛，为刺中椎动脉，需退针，然后按压针孔 2 分钟即可；如有闪电感，为刺中神经根，只需将针稍微退出 1mm 或略调整方向后再行针刺）。

［注］上述治疗每日或隔日 1 次，颈椎治愈后不可以做颈椎的旋摇动作，颈椎的锻炼只可作单一一个运动轴的动作如前屈或后伸，不可作复合的联合运动，防止颈椎因联合运动而更加不稳，软组织进一步劳损，肌肉韧带加速钙化，导致增生更加厉害。疼痛病发生的第一大诱因为受凉，所以平时应注意保暖。

第二节　头后大、小直肌损伤

一、局部解剖

头后大直肌起于第 2 颈椎（枢椎）棘突，向上止于枕骨下项线的外侧骨面。一侧收缩使头向同侧旋转，两侧同时收缩头后仰，头后小直肌起于第 1 颈椎后结节，在头后大直肌的内侧止于枕骨下项线的骨面，其作用同头后大直肌。

二、病因病理

（1）长期持续地低头工作易引起头大、小直肌的损伤。

（2）当损伤积累到一定程度时，因受凉而诱发，日常生活中常见的损伤动作有：伏案、打麻将、打毛衣、使用高枕等。

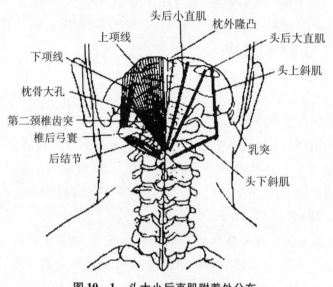

图 10 – 1　头大小后直肌附着处分布

三、临床表现

（1）颈部僵硬疼痛，枕骨下项线外侧部位单侧或双侧疼痛。

（2）不能做点头动作，与头半棘肌损伤的低头动作不同的是该病能缓慢地低头，但不能快速点头。因此处深层解剖为椎动脉出第一、第二横突孔后迂回进入颅内的地方，所以该处挛缩性病变可压迫椎动脉，引起供血不足，引起头晕及放射痛。

（3）大多数病人有长期低头工作劳损史，头后大直肌在枕骨止点即下项线的外侧骨面可扪及条索状物或痛性结节，其起点第2颈椎棘突病变侧可扪及痛性结节。令病人尽力抬头后伸，检查者一手置头枕部阻挡病人抬头，可引起疼痛加重，称抬头抗阻试验阳性。

四、诊断

（1）患者头昏及枕骨下项线外侧部位疼痛。

（2）快速点头时枕后外侧疼痛加重和头昏加重，或病人根本不能做快速的点头动作。

（3）抬头抗阻试验阳性。

（4）C_2 棘突及枕骨下项线的外侧面可扣及痛性结节。

五、治疗

1. 选点

a 点：第 2 颈椎棘突处阳性点。

b 点：枕骨下项线外侧骨面阳性点。

2. 针具

选用小号圆利针。

3. 操作

患者俯卧位或低头坐位，暴露治疗部位，常规消毒。

a 点：针刺扇形面与脊柱垂直，先垂直进针达到治疗部位后，分别以 15°角向上、下斜刺达到针刺要求后留针 1～2 分钟，针刺深度 1～2cm 为宜。

b 点：针刺扇形面与后枕骨平行。先以 15°角分别向左、右以不同角度斜刺达到针刺要求后，再垂直刺入条索状物或痛性结节点，留针 1～2 分钟，针刺深度 2.5～3cm 为宜。

［注］在 b 点针刺时，因其下方为椎动脉体表投影区，针刺时进针速度要慢，要边进针边询问病人感觉。当针下有剧烈刺痛感时立即出针，此时可能针尖触及血管壁引发疼痛，用干棉球按压针孔 2 分钟防止出血。椎动脉刺中时少数病人因血管收缩导致椎动脉血流突然中断，而出现一过性眩晕，让病人静卧片刻即可，不会引起后遗症。另外针刺时，针尖不可向枕骨大孔方向斜刺，以免伤及延髓引起医疗事故。

第三节　颈夹肌损伤

一、局部解剖

颈夹肌起自上部胸椎和 C_7 的棘突及项韧带，止于枕骨上项线外侧部分及乳突的后外侧，其浅层有斜方肌，深层有竖脊肌。其作用单侧收缩使头转向同侧，双侧收缩使头后仰。

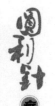
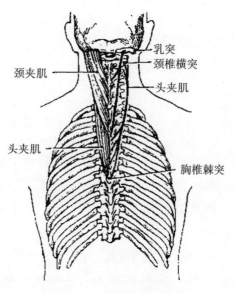

乳突
颈椎横突
颈夹肌
头夹肌
头夹肌
胸椎棘突

图 10 - 2　头夹肌附着处分布

二、病因病理

（1）头颈部大幅度的频繁活动及肩部负重时，易引起该肌肉产生水肿及慢性劳损，导致临床症状。

（2）第 7 颈椎为颈胸交界处，胸椎因肋骨的支撑活动范围小而颈椎的活动以第一胸椎为支点，第 7 颈椎为活动与不活动之枢纽部位，因此颈部活动时所产生的应力集中于第 7 颈椎的附着点，所以该处易反复地发生积累性劳损，从而形成纤维增生，形成一个圆形的病性结节点，即俗称"扁担疙瘩"。

三、临床表现

（1）颈部不适，僵硬，在其起点 C_7 棘突旁及枕骨上项线外侧部分肌肉附着点疼痛，部分病人低头时感 C_7 棘突处疼痛，头后仰受限。

（2）有外伤或劳损史。

（3）痛点热敷可使痉挛缓解，头活动范围可增大，但痛性结节点触诊时仍然存在。

（4）部分病人伴有头晕、头痛、眩晕等。

四、诊断

（1）颈夹肌起点 C_7 棘突旁可扪及痛性结节，止点枕骨上项线外侧部分可扪及痛性结节及条索状劳损。

（2）尽量将头压低，引起后颈部牵拉痛及不适感。

（3）抬头抗阻试验阳性。

五、治疗

1. 选穴

a 点：患侧 C_7 棘突阳性点。

b 点：颈夹肌起止点中间，项韧带旁开 1～2cm 处阳性点。

c 点：枕骨上项线外侧阳性点。

2. 针具

选用小号圆利针。

3. 操作

患者俯卧位或低头坐位，暴露治疗部位，常规消毒。

a 点：针刺扇形面与脊柱垂直，先分别以 15°角向上、下斜刺达到针刺要求后将针退至皮下，再直刺达到针刺要求后出针，用干棉球按压针眼 1～2 分钟，针刺深度为 1～2cm。

b 点：针刺扇形面与脊柱垂直，先分别以 60°角向上、下斜刺达到针刺要求后将针退至皮下，然后再直刺。达到针刺要求后出针，用干棉球按压针眼 1～2 分钟，针刺深度为 2～2.5cm。

c 点：针刺方向朝向头夹肌肌腹，分别以不同角度的针刺方向组成扇形面，达到针刺要求后出针，用干棉球按压针眼 1～2 分钟。

第四节　项韧带损伤

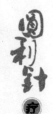

一、局部解剖

项韧带起于所有颈椎的棘突，止于枕外隆凸和枕外嵴，为三角形的弹力纤维膜，两侧有头夹肌、颈夹肌等多块肌肉附着其上，其主要功能是防止颈部过度前屈。

二、病因病理

（1）长期颈部前屈或高枕的长期前屈牵拉，使该韧带缺血缺氧，发生挛缩，使韧带变硬、变性、甚至钙化。

（2）另外急性的暴力损伤使项韧带撕裂变性，产生疼痛。

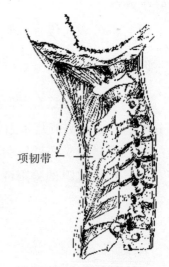

图 10-3　项韧带附着处分布

（3）生理解剖特点：因其第 2 颈椎棘突粗大，第 7 颈椎棘突最长等特点，其韧带附着点面积最大，也是应力最大的部位，所以该韧带容易发生损伤，其韧带钙化点也位于 C_2 棘突与 C_7 棘突中点的位置。

三、临床表现

（1）有长期低头工作劳损史或高枕习惯史。

（2）颈部酸痛不适，不能长期低头工作，睡眠时感颈部酸胀。

（3）低头转颈时可闻及弹响（颈韧带钙化时才有此弹响）。

四、诊断

（1）在颈椎棘突处可扪及痛性结节点，其止点枕外隆凸处和枕外嵴处可扪及条索状及痛性结节点，低头时项韧带中点处可扪及明显的条索状物，劳损钙化转颈可扪及弹响。

（2）颈过屈时颈部酸痛加重。

（3）X线检查可示正常颈椎影，钙化时可清楚显示钙化影。

五、治疗

1. 选点

a点：项韧带起点即 $C_1 \sim C_7$ 棘突两侧的阳性点，多位于 C_2 及 C_7 棘突。

b点：$C_2 \sim C_7$ 韧带中点如有钙化，此点则选择在钙化的上下两端，一般钙化点位于 C_4、C_5 项韧带段。

c点：项韧带止点即枕外隆凸或枕外嵴处的阳性点。

2. 针具

选用小号圆利针。

3. 操作

患者俯卧或低头坐位，暴露治疗部位，常规消毒。

a点：针刺扇形面与脊柱平行，先分别以15°角向上、下斜刺，达到针刺要求后将针退至皮下，再以90°角直刺，达到针刺要求后出针，用干棉球按压针眼1~2分钟，针刺深度为1~2cm。

b点：针刺扇形面与脊柱平行，先分别以60°角向韧带上、下斜刺，达到针刺要求后将针退至皮下，以90°角直刺达到针刺要求后出针，用干棉球按压针眼1~2分钟，针刺深度为1~2cm，如钙化，则在钙化点的上下端分别以15°角沿钙化点对刺，针刺深度为2~3cm。

c点：针刺扇形面与后枕骨平行，先分别以15°角向左右斜刺，达到针刺要求后将针退至皮下，以15°角向下斜刺达到针刺要求后出针，用干棉球按压针眼1~2分钟，针刺深度1~2cm。

［注］项韧带钙化时有相当多病人无任何症状，只有在韧带劳损钙化的同时，因受凉或急性损伤而发作，韧带一旦钙化修复十分缓慢，经治疗后遇冷易复发，所以要嘱患者注意保暖，不要长久地低头工作，睡觉时应适当调低枕头的高度。

第五节　胸锁乳突肌损伤

一、局部解剖

胸锁乳突肌起自胸骨体及锁骨胸骨端，止于乳突及枕骨上项线，作用是一侧收缩使头转向对侧，两侧收缩使头后仰。

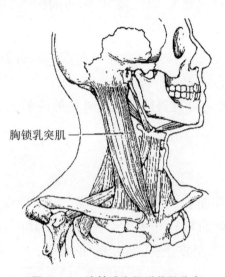

胸锁乳突肌

图 10－4　胸锁乳突肌附着处分布

二、病因病理

（1）急性暴力转头或受外力撞击致肌肉局部红肿充血，颈项转动疼痛。

（2）不正确的睡眠姿势和长期偏头姿势下的工作产生积累性损伤（如汽车维修工作）。

（3）肌肉处于损伤痉挛状态下，受凉使局部血液循环减慢，其受伤的肌肉出现水肿、渗出，代谢产物不能尽快排除，刺激神经末梢而产生疼痛。

三、临床表现

（1）有慢性偏头工作劳损史或睡眠姿势不当史。

（2）颈部活动受限、颈部僵硬、转颈时疼痛。患者常采取被迫体位。

四、诊断

（1）胸锁乳突肌抗阻收缩时疼痛，即转颈试验阳性。

（2）做该肌过伸牵拉即向对侧转头时疼痛，为牵拉试验阳性。

（3）肌肉的附着点可扪及痛性结节状物或条索状劳损状物。一般位于其止点，乳突和上项线，肌腹压痛阳性。

（4）X线检查颈椎一般示正常。

五、治疗

1. 选点

a点：胸锁乳突肌的两个起点，即胸骨体及锁骨胸骨端起点处的阳性点。

b点：胸锁乳突肌的肌腹，即肌肉隆起最高点处的阳性点。

c点：上项线和乳突尖处的阳性点。

2. 针具

选用小号圆利针。

3. 操作

患者侧卧位，暴露治疗部位，常规消毒。

a点：针刺沿胸锁乳突肌走行方向以15°角刺入1～2cm，达到针刺要求后出针，用干棉球按压针眼1～2分钟。

b点：针刺扇形面与该肌肌腹垂直，先分别向胸锁乳突肌上、下以15°角刺入1.5～2cm，达到针刺要求后将针退至皮下，然后直刺1.5cm，达到针刺要求后出针，用干棉球按压针眼1～2分钟。

c点：向下以45°角斜刺1～1.5cm，达到针刺要求后出针，用干棉球按压针眼1～2分钟。

［注］起点针刺时应掌握针刺方向勿使针体刺入过深，以免伤及肺

脏，产生气胸，另外胸锁乳突肌损伤多在7~10天后因保暖也可缓解。临床上笔者发现2例阵发性的胸锁乳突肌痉挛患者，经检查为鼻咽癌细胞浸润所致，临床上对长时间治疗不痊愈的病人应查明原因，避免误诊。

第六节　斜方肌损伤

一、局部解剖

斜方肌位于项部和背上部皮下，为最浅层肌肉，一侧形成三角形，两侧相合形成斜方形，其起点起自枕外隆凸、项韧带，第7颈椎棘突及全部胸椎棘突；止点：上部纤维止于锁骨外侧端，中部纤维止于肩峰和肩胛冈上缘，下部纤维止于肩胛冈下缘内侧。

二、病因病理

（1）该肌肉其下部纤维附着于胸背部，稳定性较大，不易发生劳损，而其上部肌纤维连于颈项部，所以其活动范围大，容易形成劳损。

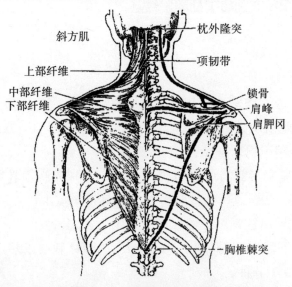

图10-5　斜方肌附着处分布

（2）其劳损一般为外伤，另外睡眠姿势也导致肌肉长时间处于牵拉状态，肌纤维负荷过大产生劳损。

（3）感受风寒，使局部血运障碍，肌纤维得不到营养、弹性减弱发生劳损。

三、临床表现

（1）有外伤、劳损及受凉史。

（2）患者颈、肩、背部酸痛沉重、发僵、活动受限，严重者低头、耸肩、旋颈等动作有障碍，部分患者有负重物感，叩击肩背时有轻快舒适感，多为单侧发病，头因肌肉痉挛略偏向患侧。

四、诊断

（1）颈部斜方肌可触及团块状痛性结节（多位于第一胸肋关节处），压之可向头枕部放射。

（2）颈部上项线肌肉起点和枕后腱弓处可扪及痛性结节点。患侧斜方肌过伸时（即向健侧旋转头部）有疼痛为斜方肌过伸试验阳性。

（3）X线一般无变化，病程长者，枕后肌肉在骨面附着处可有骨赘形成。

五、治疗

1. 选点

a点：位于上项线起点和枕后腱弓处的阳性结节点。

b点：位于肩胛冈上，相当于第一胸肋关节处。

c点：根据疼痛部位及肌纤维的止点附着处位置：如颈项部疼痛严重时，选锁骨外端肌纤维附着点处的阳性点；疼痛在颈肩部时，选肩峰和肩胛冈上缘肌纤维附着点处的阳性点处的阳性点；如背部负重、酸胀疼痛，则选肩胛冈下缘内侧肌纤维附着点处的阳性点。

2. 针具

选小号圆利针。

3. 操作

患者俯卧位，暴露治疗部位，常规消毒。

a 点：针尖向下与脊柱平行以 45°角斜刺 2~3cm，达到针刺要求后出针，用干棉球按压针眼 1~2 分钟。

b 点：针尖向肩峰方向以 45°角斜刺 1~1.5cm，达到针刺要求后出针，用干棉球按压针眼 1~2 分钟。

c 点：针尖向脊柱方向以 45°角斜刺或平刺 1~1.5cm，达到针刺要求后出针，用干棉球按压针眼 1~2 分钟。

［注］b 点和 c 点针刺时，一定要掌握好深度，本书所标深度为一般人体质，如遇体质瘦弱的病人针刺时要浅些，以免刺中肺脏发生意外。针刺时当针尖穿过结节点或附着点即可。

第七节　前斜角肌综合征

一、局部解剖

斜角肌分前、中、后三条斜角肌。前斜角肌起于胸锁乳突肌的深层，起自 3~6 颈椎横突前结节，止于第 1 肋骨内侧缘和斜角肌结节。中斜角肌起于第 1 或第 2~6 颈椎横突后结节，止于第 1 肋骨上面，锁骨下动脉沟之后。后斜角肌在中斜角肌的深面，起于第 4~6 颈椎横突后结节，止于第 2 肋骨。

斜角肌功能：单侧收缩使颈侧屈并回旋，双侧收缩使颈部前屈，另外斜角肌有辅助呼吸功能，临床上前斜角肌劳损最为常见。

二、病因病理

（1）前斜角肌受 C_5 ~ C_7 神经前支支配。临床上下位颈椎病变如 C_7 横突肥大或有颈肋的刺激压迫，引起前斜角肌的痉挛或炎症水肿，从而影响臂丛神经、血管出现相应症状。

（2）前斜角肌是一呼吸辅助肌，如患哮喘等呼吸性疾病时，肺部氧利用率低，肺活量增大，则前斜角肌利用率增高，产生劳损从而出现症状。

（3）人到中年体重增加，胸廓向下牵引，导致前斜角肌紧张受累而劳损。

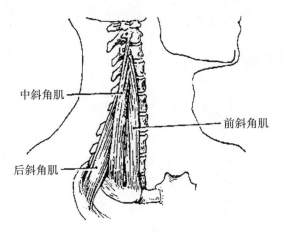

中斜角肌

前斜角肌

后斜角肌

图 10 - 6　前斜角肌附着处分布

三、临床表现

（1）无明显外伤史，多发于 30 ~ 40 岁青壮年。

（2）多单侧发病，下颈部及前侧面疼痛酸胀，用力咳嗽时可放射至上肢尺侧、前臂和手的内侧，手指发凉、发紫或苍白无力。急性发作时患者常是抱头来就诊。

四、诊断

（1）起点 C_3 ~ C_6 横突可触及痛性结节，锁骨上窝较为饱满，可触及痛性结节。

（2）肱三头肌反射减弱，阿迪森（Adson）试验阳性；患者坐位，两手置膝，首先记录桡动脉搏动力量进行对比，再让病人深吸气后屏气，若患者脉搏减弱或消失即为阳性。

（3）X 线示：第 7 颈椎横突过长，或横突外有游离的肋骨，也可无异常变化。

五、治疗

1. 选点

a 点：C_3 ~ C_6 横突尖阳性点。

b点：锁骨上窝阳性点。

2. 针具

选用小号圆利针。

3. 操作

患者侧卧位，暴露治疗部位，常规消毒。

a点：在胸锁乳突肌下方进针，在施针范围内横突的上、前、下部位，分别刺入痛性结节，达到针刺要求后出针，用干棉球按压针眼 1~2 分钟，进针深度以针尖达横突尖后再进针深度不超过 0.5cm 为宜。

b点：将针刺入痛性结节点后，呈扇形面来回针刺三针，达到针刺要求后出针，用干棉球按压针眼 1~2 分钟，针刺深度为 0.5~1cm 左右。

［注］a点：针刺时不宜过深，以免伤及椎动脉及神经。b点：针刺时其下方为肺尖部的位置，不可深刺，防止刺中肺脏，治疗时嘱患者不要咳嗽及改变体位，防止针刺时伤及肺部，产生气胸。一般在针刺后可运用三棱针点刺治疗皮肤，然后再在上面拔罐（这也是对局部进行放血达到减压、减张的目的），疗效十分迅速。

小 结

头后大、小直肌，头夹肌，项韧带，胸锁乳突肌，斜方肌，前斜角肌的损伤，他们的共同特点都有颈部的劳损史；除胸锁乳突肌、前斜角肌外，其他的疾病都有低头疼痛的症状。胸锁乳突肌与前斜角肌有颈外侧疼痛的症状。颈下项线外侧疼痛的病有：头后大、小直肌损伤，头夹肌损伤，胸锁乳突肌损伤。

虽然疼痛有太多的相似之处，但也有各自的特殊症状，如头后大小直肌损伤的患者除低头受限或疼痛外，最为突出的区别为不能快速地点头；头夹肌损伤除颈椎后伸和低头受限外，最为突出的区别是 C_7 棘突可扪及劳损的病理性增大的结节；项韧带损伤最为突出的区别点在 C_3~C_7 之间可扪及变硬甚至钙化的结节；胸锁乳突肌损伤的区别点除胸锁乳突肌起点有压痛外，突出的特点是不能转颈；斜方肌损伤的区别为不适、疼痛的面积最大；上部颈椎损伤除颈部症状及颈肩发僵、沉重外，

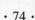

锁骨外侧端有压痛，同时中下部纤维的损伤导致后背酸痛及肩胛冈上缘压痛，当然这一点要与 C_2、C_3 颈椎病变压迫 N 所引起的后背酸痛相区别；前斜角肌损伤区别为颈前侧方的疼痛，急性损伤时手不能下垂放置，必须将手抬起抱头方可缓解，另外咳嗽可使其症状加重，这在其他颈部软组织损伤中是绝对没有的。

所以在治疗时一定要加以鉴别，这样才能做出正确的诊断。颈部的损伤中有几个病都有长期的低头劳损史，这点也说明颈部疾病的复杂性，说明在颈部软组织损伤中可能同时存在多块肌肉软组织的损伤。临床上要根据各自的特点加以区别，这样治疗时才不会遗漏，疗效才会迅速。

第十一章 肩臂部疾病

第一节 冈上肌损伤

一、局部解剖

冈上肌是肩部诸肌中较小的一块，呈圆锥形，起于冈上窝骨面的内 2/3 处向外移行为短而扁平的肌腱，止于肱骨大结节上方，受 C_5、C_6 脊神经支配。

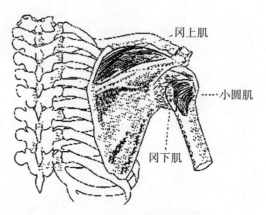

图 11-1 冈上肌附着处分布

二、病因病理

（1）因解剖关系肩峰与冈上肌之间有肩峰下滑囊相隔，当肩关节外展 90°时，肩峰下滑囊完全缩进肩峰下面，冈上肌与肩峰发生摩擦，久之则损伤。

（2）因其受 C_5、C_6 脊神经支配，颈椎的病变导致 C_5、C_6 脊神经受压时，可累及冈上肌。

（3）上肢猛力外展时易损伤冈上肌，严重时造成冈上肌断裂，损伤日久形成粘连，当上肢外展时损伤处产生牵拉或因受凉而引起急性发作。

三、临床表现

（1）有外伤史或感受风寒湿邪史，好发于中年体力劳动者。

（2）冈上肌起止点或肌腹酸痛，主动外展肩关节时，疼痛加重，严重时外展高举受限，以外展高举 60°～120°时疼痛最为明显，超此范围疼痛减轻或消失，外展时疼痛局限于肩外侧。

（3）受凉或外伤后疼痛加重，甚至放射到颈项及肩部，热敷后缓解。

（4）肩部可出现废用性肌萎缩。

四、诊断

（1）冈上肌起点、冈上窝内侧骨面2/3处及止点肱骨大结节处可触及痛性结节。

（2）肩关节外展抗阻力试验阳性。

（3）肩外展高举 60°～120°时疼痛，以肩外侧肱骨大结节处疼痛为甚。

（4）X线检查可见部分患者肱骨大结节处钙化影，或伴大结节撕脱性骨折。

五、治疗

1. 选点

a 点：冈上肌起点即冈上窝内侧骨面2/3处阳性点。

b 点：冈上肌肌腹点即相当于肩井穴处阳性点。

c 点：肱骨大结节痛性结节点阳性点。

2. 针具

选用小号圆利针。

3. 操作

患者侧卧位，暴露治疗部位，常规消毒。

a点：针刺扇形面朝向冈上肌，先向冈上肌前后以15°角平刺2cm，达到针刺要求后将针退至皮下然后向冈上肌肌腹方向以15°角平刺2~3cm，达到针刺要求后出针，用干棉球按压针眼1~2分钟。

b点：针刺扇形面水平向前，先向冈上肌起止点方向以15°角平刺2~3cm，达到针刺要求后，将针退至皮下后直刺1~2cm，达到针刺要求后出针，用干棉球按压针眼1~2分钟。

c点：针尖向冈上肌肌腹刺入1cm，达到针刺要求后出针，用干棉球按压针眼1~2分钟。

第二节　冈下肌损伤

一、局部解剖

冈下肌位于冈下窝及肩背部，肌肉较丰满，起于冈下窝的内侧半，部分肌纤维向外上方移行为短而扁的肌腱，经关节囊的后方参与肩袖的构成。该肌止于肱骨大结节，受肩胛上神经支配，且肩胛上神经止于冈下窝，其功能是使上臂内收、外旋。

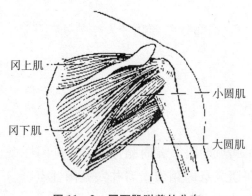

图11－2　冈下肌附着处分布

二、病因病理

（1）冈下肌大多是由于某种原因上肢突然过度外展、内旋而损伤，其起点的损伤临床上较常见，肌纤维的收缩与隆凸骨面产生较大摩擦，容易发生急、慢性劳损，另外肩关节受损也常常累及。

（2）冈下肌受肩胛上神经支配，其神经止于冈下窝，在冈下肌劳损的时候产生的一些化学致痛物质刺激神经末梢，产生疼痛。另外起点处肌纤维的痉挛也可挤压神经末梢，使神经末梢敏感性增强加重疼痛。

三、临床表现

（1）初期在冈下窝及肱骨大结节处疼痛，不能自主活动上肢，损伤日久肩臂疼可传射到头顶，肩部活动受限，以后伸、上举受限严重。

（2）冈下肌功能性抗阻疼痛，即上肢内收位抗阻、外旋时疼痛，以及冈下肌牵伸时（即肩关节外展、内旋）疼痛剧烈。

（3）冈下肌起点冈下窝脊柱侧可触及多个痛性结节或条索，止点肱骨大结节处也可触及痛性结节。

四、诊断

（1）肩部疼痛、肩胛骨下窝疼痛，活动障碍以肩后伸、上举受限严重。患手从对侧腋下摸对侧胸时疼痛加重，即冈下肌过度牵拉试验阳性。

（2）冈下窝及肱骨大结节处疼痛，可向头顶放射。

（3）冈下肌起点冈下窝脊柱侧可触及多条病性条索结节，肱骨大结节下方可扪及痛性结节。

五、治疗

1. 选点
a 点：冈下窝脊柱缘阳性点。
b 点：冈下肌走行部位的阳性点。
c 点：肱骨大结节处的阳性点。

2. 针具
选用小号圆利针。

3. 操作
患者俯卧位，暴露治疗部位，常规消毒。

a点：针刺扇形面朝向冈下肌，先分别向上、下斜向以15°角平刺，达到针刺要求后将针退至皮下，然后沿肌纤维方向以15°角平刺，达到针刺要求后出针，用干棉球按压针眼1~2分钟。

　　b点：针刺扇形面与冈下肌垂直，先分别向冈下肌起止点方向以15°角平刺，达到针刺要求后将针退至皮下，然后直刺1.5cm，达到针刺要求后出针，用干棉球按压针眼1~2分钟。

　　c点：针刺扇形面朝向冈下肌，先针尖向冈下肌肌腹直刺，达到针刺要求后将针退至皮下，然后以左、右旁开5°角分别向肌腹针刺，达到针刺要求后出针，用干棉球按压针眼1~2分钟，针刺深度1.5cm左右。

　　[注]　冈下肌损伤因其疼痛剧烈，其病变很少独立存在。一般有大圆肌、小圆肌、肩胛提肌、斜方肌、菱形肌、肱三头肌等几种肌肉的合并损伤同时存在，在治疗上应逐一检查，确定损伤肌肉，统一治疗方可奏效。

第三节　肱二头肌损伤

一、局部解剖

　　肱二头肌为前臂的主要肌肉，有两个起点，即长头肌腱及短头肌腱。其中长头肌腱起自盂上结节，通过关节腔，经过肱骨横韧带三条面，出于结节间沟，位于短头的外侧，短头起于喙突尖，向下行，二头会合形成肌腹，在上臂下分移行为圆腱，潜入肘窝，止于桡骨粗隆后方，其主要功能为屈肘，并为前臂强有力的旋后肌，且有使肩肱关节前屈、内收的作用。

二、病因病理

　　（1）肱二头肌长头腱鞘炎临床常见，

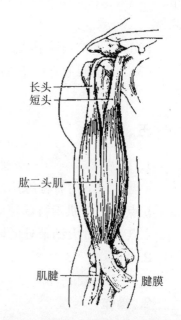

图11-3　肱二头肌附着处分布

长头
短头

肱二头肌

肌腱　　　腱膜

圆利针疗法——运动损伤中西医结合针灸疗法

主要原因是长头肌腱在结节间沟内部容易长期反复滑动，加之退行性病变，其结节间沟处粗糙狭窄磨损，使腱鞘充血水肿、增厚，形成慢性粘连及肌腱退变，产生症状。

（2）直接外伤所致而引起水肿、粘连，或因外感风寒湿邪而使气血凝滞，日久形成粘连而产生症状。

（3）肱二头肌短头损伤临床上较常见，主要原因是肱二头肌短头与喙肱肌之间经常性地不同步、重错收缩运动产生摩擦，导致损伤，出现相邻部位的炎性水肿、渗出、粘连等代谢障碍所致的末梢神经卡压及化学刺激性疼痛。

三、临床表现

（1）肱二头肌长头损伤多见于中老年人。

（2）主要表现为结节间沟部位的疼痛、拒按，疼痛可向上臂和颈部放射，以夜间为甚。

（3）肱二头肌短头损伤使肩关节活动受限，以后伸、摸背动作受限为主，伴有疼痛。其疼痛以喙突处明显。

四、诊断

（1）多数有慢性劳损或外伤史。

（2）一般疼痛部位位于喙突部和结节间沟为主，疼痛以夜间为甚。

（3）肩关节功能受限，以后伸、摸背、上举受限为主。

（4）肌肉抗阻运动阳性，即屈肘抬重物时疼痛。

（5）过伸试验阳性，即被动地牵拉肱二头肌可引起疼痛。

（6）肱骨结节间沟及喙突尖有明显压痛，有时以上二部位可扪及条索状物。

（7）X线片一般无异常，严重时骨质疏松，肌腱透亮度增加，肌腱附着处可见骨质硬化的透亮点。

五、治疗

1. 选点

a 点：肱二头肌短头起点，即喙突点处的阳性点。

b 点：屈肘肱二头肌肌腹隆起最高处的阳性点。

c 点：肱二头肌止点即桡骨粗隆后的阳性点。

2. 针具

选用小号圆利针。

3. 操作

患者仰卧位，暴露治疗部位，常规消毒。

a 点：在肱二头肌长短头起点，分别向肌纤维走行方向以 15°角平刺 1～2cm，达到针刺要求后出针，用干棉球按压针眼 1～2 分钟。

b 点：先向肌肉两头以 15°角平刺 1～2cm，达到针刺要求后将针退至皮下，然后于肌腹处直刺 1～2cm，达到针刺要求后出针，用干棉球按压针眼 1～2 分钟。

c 点：针刺扇形面朝向肌腹，先向左、右斜刺后，再向肌腹以 15°角平刺 2～2.5cm，达到针刺要求后出针，用干棉球按压针眼 1～2 分钟。

第四节　小圆肌损伤

一、局部解剖

小圆肌位于冈下肌下方，起自肩胛骨外侧缘，向上外方移行，经肩后部止于肱骨大结节下压迹，形成肩袖的后部分，与肩关节囊的后方紧密相连，其作用是外旋肩关节。

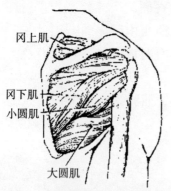

图 11-4　小圆肌附着处分布

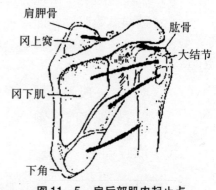

图 11-5　肩后部肌肉起止点
附着处示意图

二、病因病理

（1）后肩长期受风寒刺激，而使该肌紧张、痉挛，出现血运障碍，而产生水肿及无菌性炎症反应，日久形成肌纤维粘连而呈条索状。

（2）上肢强力外旋肩关节过猛，或用力掷物等动作用力不当，或外力直接撞击，均可使小圆肌出血、渗出、水肿、血运障碍而发生粘连等一系列软组织损伤症状。

三、临床表现

（1）轻者平时无明显症状，当天气变冷、受凉或劳累过度后感后肩部疼痛、酸胀不适，主动活动肩关节感患肢隐隐酸胀，其活动功能不受影响，偶尔感肩部无力。

（2）严重时肩后部酸痛难忍，以夜间为甚，患者常常因疼痛而难以入睡，不能患侧卧位，酸痛向上肢后侧放射，叩打或热敷后可缓解。

四、诊断

（1）有外伤史或慢性劳损史。

（2）肩后部酸胀不适，患肢无力。

（3）健侧卧位屈肘 90°、肩关节前屈 90°时，肩胛骨外侧缘肱骨大结节处可触及痛性结节点或条索状物。

（4）小圆肌被动牵伸时疼痛加重即搭肩试验阳性。

（5）抗阻力外旋时疼痛加重。

五、治疗

1. 选点
a 点：肩前屈 90°时肩胛骨背面腋缘的上 2/3 处的阳性点。
b 点：肱骨大结节后面的阳性点。

2. 针具
选用小号圆利针。

3. 操作
患者健侧卧位，患侧在上，暴露治疗部位，常规消毒。

a 点：针刺扇形面朝向小圆肌，先向上、下各以 5°角斜刺，达到针刺要求后将针退至皮下，然后再直刺 2～3cm，达到针刺要求后出针，用干棉球按压针眼 1～2 分钟。

　　b 点：针刺扇形面与肱骨垂直，先沿小圆肌肌纤维方向上、下以 5°角斜刺，达到针刺要求后将针退至皮下，然后再直刺 1～2cm，达到针刺要求后出针，用干棉球按压针眼 1～2 分钟。

第五节　大圆肌损伤

一、局部解剖

　　大圆肌位于冈下肌和小圆肌下方，起自肩胛骨下角止于肱骨小结节嵴，与小圆肌一起构成后肩袖，其作用是内收内旋肩关节。

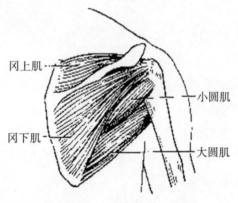

图 11－6　大圆肌附着处分布

二、病因病理

　　（1）大圆肌与背阔肌的生理功能完全相同，两肌体积差异甚大，肌纤维长短不一，肌纤维彼此间走行方向不平行，呈扭转状态，所以当二者同时收缩时，因移动的幅度不同而产生位置差，从而产生摩擦引起慢性损伤，发生炎症反应。

　　（2）受凉为劳损最为常见的诱发因素之一，肌肉受凉后局部血供较差，代谢产物不能及时排出而引起粘连，肌纤维变硬形成条索。因此受凉为此病的主要诱因。

三、临床表现

（1）肩后部牵拉样酸痛。
（2）肩部发沉、发困，以夜间为甚。
（3）活动或得热时痛减。

四、诊断

（1）肩胛角与肱骨小结节嵴之间的肌腹上可触及痛性条索样结节。
（2）肩关节活动以后伸、摸背受限为主。
（3）肌肉牵拉试验阳性，即平卧、肩关节外展90°，肘关节屈曲90°，在此体位下将前臂向后移动（利用肩关节的杠杆作用原理，此时的动作为肩关节外旋运动）时疼痛加重。
（4）肌肉抗阻试验（＋），如上所述体位下将前臂向前运动，此时的动作为肩关节内旋运动，出现疼痛加重。

五、治疗

1. 选点
a 点：肩胛角与肱骨小结节嵴之间的阳性点。
b 点：肱骨小结节嵴阳性点。

2. 针具
选用小号圆利针。

3. 操作
患者侧卧位，患侧在上，暴露治疗部位，常规消毒。
a 点：针刺时针尖向肌肉止点方向直刺，针尖穿过条索结节点，达到针刺要求后出针，用干棉球按压针眼1～2分钟。
b 点：先将针尖与肱骨平行针刺，穿过结节点后将针与肱骨垂直针刺1cm达到针刺要求后出针，用干棉球按压针眼1～2分钟。
［注］临床上大小圆肌损伤一般同时存在，以小圆肌损伤为重，多

数病人在肩胛骨上 2/3 腋缘处可触及痛性结节，这一治疗部位也是我们治疗肩周炎搭肩动作不能完成的一个有效的治疗点。

第六节　喙突综合征

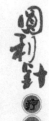
一、局部解剖

喙突体表投影为锁骨中外 1/3 与内 2/3 交点垂直向下 2～3cm 处，是由肩胛颈伸出尖部指向前、外下，位于关节盂内侧，覆盖在肱骨头前面，其前面由三角肌的前缘覆盖。喙突是肱二头肌短头肌腱与喙肱肌及喙肩韧带的起点，同时也是胸小肌的止点。

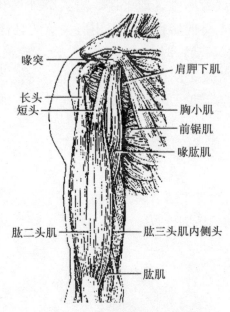

图 11－7　喙突处肌肉附着分布

二、病因病理

（1）肱二头肌短头与喙肱肌的起始腱在一起，都起自喙突，两肌的上半部紧密相邻，而两肌的功能作用并不一致。喙肱肌收缩时，肩关节内收并使上臂向前运动，而肱二头肌收缩时是屈肘，并使前臂旋后。因此二肌经常性地不同步重错收缩运动而导致损伤，出现炎性水肿渗出。其损伤部位多位于此二肌的起始部及上部相邻的肌腱之间，从而引起喙突处疼痛。

（2）肩关节的暴力后伸，常可导致肱二头肌短头和喙肱肌及喙肩韧带拉伤，导致喙突处产生水肿、粘连。

（3）喙突处的外力撞伤也可导致局部的炎症及粘连。

三、诊断

（1）有外伤史或慢性劳损史。

（2）喙突处疼痛，其疼痛可沿肱二头肌放射，导致上臂疼痛，以及向胸小肌放射，而导致胸痛。

（3）喙突处可扪及痛性结节。

（4）上肢活动受限，以后伸、摸背功能受限为主。

（5）附着肌抗阻运动和被动牵伸运动阳性。被动后伸或主动屈肘时可引起喙突处疼痛加重。

（6）X线检查，早期可无变化，晚期可见喙突处附着肌腱密度增高影。

四、治疗

1. 选点
喙突前外侧缘处的阳性点。

2. 针具
小号圆利针。

3. 操作
患者仰卧，手掌朝上，暴露治疗部位，常规消毒。先将针刺入喙突尖，确定针刺的深度和部位，以此深度为标准然后退针1cm，分别向喙突前外侧缘以不同方向和角度呈扇形面针刺3次，以达到松解的目的。

［注］针刺深度达喙突尖后提插针刺时不得超过0.5～0.8cm，以免伤及腋神经和腋下血管。

第七节 肩周炎

一、局部解剖

肩关节肌肉韧带较多，分两层。前面有肱二头肌，其长头起自肩胛骨关节盂的上方，通过关节囊，沿肱骨结节间沟下行。短头起自肩胛骨喙突。两头合成一个肌腱，经肘关节前方，止于桡骨粗隆。喙肱肌起于喙突尖，沿肱二头肌内侧肌纤维向下，止于肱骨内侧缘中点，肩胛下肌止于肱骨小结节。肩关节上面有冈上肌，止于肱骨大结节最上面的小面；后上方有冈下肌，止于肱骨大结节中部的小面；后下方有小圆肌，止于肱骨大结节最下面中部的平面；外层是三角肌，起自锁骨外 1/3 处前缘，肩峰尖与其外侧缘及肩胛冈嵴包绕肩关节的上、前、后和外面，向下收缩成一窄腱止于肱骨三角肌粗隆。冈上肌、冈下肌、小圆肌与肩胛下肌组成肩袖。最外层为三角肌和胸大肌覆盖于整个肩部。肱三头肌位于肱骨后方，起端有三个头。长头起自肩胛骨关节盂下方，内侧头和外侧头均起自肱骨背面。三个头会合成肌腹以扁腱止于尺骨鹰嘴。作用伸肘关节，其长头使上臂后伸并内收。

肩关节属球窝关节，运动范围最广，有 3 个运动轴。如冠状轴上有前屈、后伸、上举功能；在矢状轴上有内收、外展功能；在垂直轴上有内旋、外旋功能。还可以做各个方向的旋转或环转联合运动。

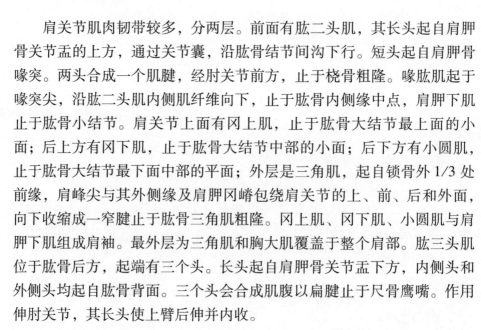

三角肌前部
胸大肌
喙肱肌

三角肌后部
大圆肌
肱三头肌长头
背阔肌

图 11-8　肩关节前屈及后伸肌肉附着处分布

肩关节各个方向运动所参与的肌肉：前屈有喙肱肌、肱二头肌；后伸有背阔肌、大圆肌、肱三头肌；内收有冈下肌、小圆肌、大圆肌、肩胛下肌、胸大肌、背阔肌；外展有冈上肌、三角肌；内旋有胸大肌、背阔肌、肩胛下肌；外旋有冈下肌、小圆肌；外展高举时，前90°由冈上肌、三角肌完成，后90°由斜方肌、前锯肌旋转肩胛骨完成；联合运动需多块肌肉的协同作用方可完成。

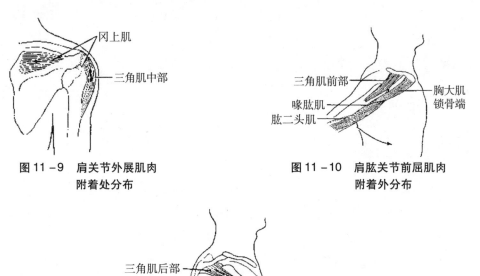

图11-9　肩关节外展肌肉附着处分布

图11-10　肩肱关节前屈肌肉附着外分布

图11-11　肩肱关节后伸肌肉附着处分布

二、病因病理

（1）肩关节是全身活动范围最大的关节。因解剖"头大盂浅"，即肱骨头关节面只有1/3～1/4与肩胛盂接触，该关节囊松弛，其稳定靠关节周围的肌肉、肌腱与韧带的力量来维持。

（2）由于肌腱的血液供应较差，肩关节在日常的工作和生活中活动频繁，周围软组织经常受到各方面的摩擦挤压，易产生慢性劳损。

（3）关节的硬化和挛缩，使关节及周围组织内力改变，张力增加，从而导致运动障碍，代谢受到影响，出现无菌性炎症反应。

（4）外力的损伤、风寒湿等环境的影响，依然会使关节囊、滑囊、韧带充血水肿、炎性浸润，形成粘连挛缩，导致关节活动受限、疼痛。

（5）本病的好发年龄为 50 岁左右。人在 50 岁左右，性激素下降 80%，肾上腺皮质酮减少 10%。雌、雄激素都具有蛋白合成作用，雄激素能使肌肉肥大，雄激素减少时则出现肌肉萎缩。雌激素对运动系统的再生及代谢有协同作用，当其下降时，出现肌肉萎缩，关节及韧带、纤维体积变小，质变致密，弹性变差、硬化、挛缩，关节活动被"冻结"。临床许多患者无明显诱因而发病，所以本病的发生与内分泌紊乱有关。

三、临床表现

肩周炎好发于 50 岁左右的人，女性多于男性，起病缓慢，主要症状和体征如下。

1. 疼痛

初期为轻度肩部酸楚，冷痛、酸痛，可持续痛也可间歇痛，疼痛呈进行性加重，开始疼痛局限于肩峰下，最后发展成整个肩关节周围，严重者活动稍不慎可诱发剧烈疼痛，患者常用健手护肩，患肩也因疼痛紧靠体侧，采用少运动的保护姿势。疼痛以夜间为甚，严重时夜间不能入睡，睡眠时不能患侧卧位。疼痛得热缓解，遇寒则加重。疼痛可涉及颈部、肩胛部、三角肌、上臂及前臂肘关节下方前臂外侧。

2. 功能障碍

活动受限为肩关节周围炎的主要特征，肩关节因疼痛不敢活动，而越是少活动，关节血运障碍越明显，关节炎症也就越重，如此恶性循环逐渐发展成为肩关节软组织之间形成粘连或肌肉的起止点发生炎性粘连，使活动受限更加明显，患者表现为手不能梳头、摸背、洗脸、穿脱衣服等，功能障碍以外展、上举、后伸、内旋、外旋受限为主。

3. 压痛

肩关节周围炎，因其是软组织的无菌性炎性反应，所以存在压痛，其压痛一般在喙突、肩峰下、大结节、小结节、结节间沟、三角肌、盂下结节、冈下窝、桡骨粗隆等部位，并且在以上痛点的好发部位可扪及痛性条索及结节。

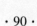

4. 肩部肌肉萎缩

肩周炎后期，因疼痛粘连，患者不敢运动发生废用性肌萎缩，特别是肩外侧三角肌及冈上肌的萎缩，可使肩部失去原有的丰满形状，出现肩峰突起现象，这样加重了肩关节的运动障碍，从而产生上臂上举受限，后伸困难，不能搭对侧肩的症状。

5. 全身表现

部分患者可出现心慌、失眠、心悸、眩晕、饮食不调、或冷或热的症状。

四、诊断

（1）多见于 50 岁以上的老年人，非体力劳动者好发。

（2）肩部有外伤史或劳损，以及感受风寒湿邪病史。

（3）疼痛开始是阵发性钝痛，呈持续性加重，以夜间为甚，得热时痛减，患者常不能入睡或睡眠中痛醒。

（4）喙突、肱骨大小结节、肩胛骨内侧缘上 2/3 处、肩峰下结节间沟以及桡骨粗隆处压痛。

（5）肌肉萎缩常见于三角肌、冈上肌等。腋窝的前后壁、胸大肌筋膜、背阔肌筋膜均呈挛缩僵硬状态。

（6）肩关节功能活动受限。3 个运动轴方向运动均不同程度受限，肩关节周围炎最为常见的 3 个受限动作为：上举受限、搭肩受限和后伸、摸背受限。

（7）内旋抗阻试验阳性（提示肩胛下肌、胸大肌病变）；外展抗阻试验阳性（提示三角肌病变）。

（8）X 线拍片一般无变化，后期可见骨质疏松，关节间隙变窄或增宽，以及骨质增生，软组织钙化等。

五、治疗

1. 选点

（1）根据肩周炎功能受限的动作，参照与肩关节活动轴相关联的肌肉的功能，以及参照软组织损伤的三大临床特点选取治疗点。

（2）根据同一动作的参与肌群中，力量小、肌块小的肌肉易于劳损的特点，从受限动作的参与肌群中选择力量小的肌肉作为治疗肌肉。

（3）肩周炎患者日常工作活动中，最感疼痛的三个动作为：肩关节上举功能受限、肩关节后伸摸背功能受限、上肢搭肩功能受限为主，那么肩周炎的治疗就以上三个功能受限动作来选定治疗肌肉，从而确定治疗点。

a点：肩关节上举功能受限为主，其动作的参与肌肉为：冈上肌、三角肌。根据以上选点原则，我们选定冈上肌为肩关节上举功能受限的治疗肌肉，其止点，即肱骨大结节处阳性点为治疗部位（如图 11 - 9 所示）。

b点：肩关节搭肩活动功能受限为主，其动作的参与肌肉为肱二头肌短头、喙肱肌，肱二头肌短头的功能为前臂屈曲、前举并内旋，喙肱肌的作用为臂前举并内收。根据以上选点原则我们选定肱二头肌短头起点及喙肱肌的起点喙突处的阳性点（如图 11 - 10 所示）。

c点：肩关节后伸摸背功能受限为主，其动作的参与肌肉为肱三头肌长头、大圆肌，肱三头肌长头的功能为后伸肩关节。大圆肌的作用为臂内收、内旋、后伸，根据以上选点原则我们选定肱三头肌长头起点（盂下结节点）和大圆肌止点（肱骨小结节点）处的阳性点（如图 11 - 11 所示）。

2. 针具

选用小号圆利针。

3. 操作

患者健侧卧位，患肢在上，暴露治疗部位，常规消毒。

a点：针刺扇形面斜向下，先向左、右以 5°角斜刺，达到针刺要求后将针退至皮下，然后直刺 2cm，达到针刺要求后出针，用干棉球按压针眼 1～2 分钟。

b点：喙突点针刺方法按肱二头肌短头肌腱炎针法中的 a 点针刺法针刺。

c点：针刺扇形面朝向喙突，在其结节点上以不同小角度来回呈扇形面针刺三下，达到针刺要求后出针，用干棉球按压针眼 1～2 分钟。

［注］治疗肩周炎一般根据功能受限动作的参与肌肉来选点治疗，这在临床上具有很好的说服力，也就是将具体的疼痛受限动作通过运动学原理加以精确分析出动作的参与肌群，然后通过软组织损伤的特点加以分析定位，从而确定损伤的肌肉，治疗起来更加精确，疗效也自然快速。值得说明的一点就是在肩周炎的早期和接近恢复期的治疗选点上，只选用具有功能受限肌肉的相对应起点来治疗，功能没有受限的肌肉或者肌力较大的肌肉的起点，我们不必考虑针刺，有些患者出现肱二头肌止点处疼痛（即桡骨粗隆处疼痛），此时也可按其治疗原则选取肱二头肌止点即桡骨粗隆点处的阳性点来进行圆利针针刺。一般情况下，如没有止点处的疼痛，我们治疗时只选取起点来作为治疗点，不选择止点来作为治疗点。总之，临床上我们应做到不多扎一针也不少扎一针，尽量减少病人的痛苦。

第八节　肩峰下滑囊炎

一、局部解剖

肩峰下滑囊位于肩峰与冈上肌之间，其上肩峰与喙突靠牢。其底为冈上肌，底部较小，以适合肩部运动，其下和各短小肌腱及肱骨大结节相连。当肩关节外展90°时，该滑囊完全缩进肩峰下面，自然下垂时则大部分存在于三角肌之下。

二、病因病理

（1）冈上肌的断裂是引起肩峰下滑囊炎最常见的原因。当身体进入老年后，肌肉及肌腱的力量减弱，或曾经从事体力劳动者，因经常过度外展肩关节而招致磨损，更易断裂。此时滑囊组织被夹于肩峰与肱骨头之间，加之长期反复的摩擦而损伤，发生炎症，出现渗出、肿胀、疼痛和酸痛感，久之则发生组织肥厚、粘连，妨碍上臂外展和肩关节旋转。

（2）直接或间接的外伤、长期处于固定的某一姿势，反复从事肩外展的工作，而导致滑囊损伤发生炎症，继而发生粘连，降低肩关节的活动范围。

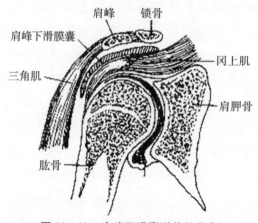

图 11－12　肩峰下滑囊附着处分布

三、临床表现

1．疼痛

初起时为肩峰下局限的间歇性隐痛，疼痛较轻，逐渐发展成三角肌止点的持续性疼痛，肩关节外展在 90°以上时疼痛加重，其疼痛可放射至前臂、手指及颈部。

2．压痛

肩峰下有弥漫性压痛，肱骨大结节可扪及痛性结节。

3．肿胀

因为滑囊肿胀积液，肩部轮廓增大，可在三角肌前、上缘膨出圆形肿块。

4．运动受限

初起时患者因惧怕疼痛而不敢活动，但活动范围不受影响。随着疼痛的加重，炎性粘连使肩关节外展、外旋、上举不同程度受限。

5．肌肉萎缩

晚期三角肌发生废用性萎缩，出现肩关节不丰满及无力表现。

四、诊断

（1）肩部劳损史或外伤史。

（2）肩外侧不适，继而加重出现疼痛，三角肌前缘鼓起一个囊性肿块并压痛，质软或有波动感。

（3）肩关节外展时疼痛反射弧为肩外展大于90°时疼痛明显。

（4）X线片无异常改变，有时可见肩峰处圆形高密度钙化影。

五、治疗

患者侧卧位，患肢在上，暴露治疗部位，常规消毒。

1. 选点

a点：肱骨大结节处阳性点。

b点：三角肌止点处的阳性点。

2. 针具

选用小号圆利针。

3. 操作

a点：治疗方法同冈上肌的肱骨大结节点针刺法，向滑囊方向，以3个不同角度呈扇形面刺穿滑囊，然后拔罐吸净滑囊内淤积的滑液。

b点：针刺扇形面与肱骨平行，先分别以30°角向前后斜刺，达到针刺要求后将针退至皮下，然后再向三角肌肌腹方向刺入，达到针刺要求后留针1~2分钟，出针后拔罐吸出滑囊内瘀积的滑液。

第九节　肩胛提肌炎

一、局部解剖

肩胛提肌起于第1~4颈椎横突的后上缘。其上部为胸锁乳突肌覆盖，下部为斜方肌覆盖，止于肩胛骨内上角和肩胛骨脊柱缘的上部。受肩胛脊神经（C_4~C_6）支配，其主要功能是上提肩胛骨。如止点固定，一侧肌肉收缩时可使颈斜屈。

二、病因病理

（1）颈部运动产生的应力、扭转力相对集中在第4~6颈椎，所以此处最易发生退变和劳损。跨越第 4～6 颈椎的肩胛提肌也必然存在劳损。劳损后肌肉为避免损伤，反射性地处于紧张状态（即痉挛），致使肌张力增高，长期这样必然导致其起止点的损伤。也就是说临床上有颈椎病的存在，必然导致肩胛提肌不同程度的损伤。

（2）暴力的损伤，如举重运动或肩扛作业的工人，因活动需要肩胛骨迅速上提向内旋转，肩胛提肌必然突然收缩，由于肩胛骨有斜方肌及大小菱形肌附着，运动时肌肉

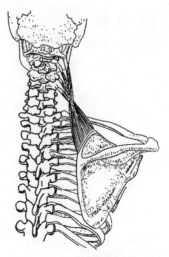

图 11-13　右肩胛提肌附着处分布

相互抑制。因此，各肌肉不能同步配合而使肩胛提肌受伤，则出现肌纤维附着处撕裂，或发生撕脱性骨折。受伤处引起毛细血管出血、肿胀、疼痛，瘀血机化不良，久之则产生粘连。

三、临床表现

（1）肩胛骨内侧缘疼痛，肩部沉重，颈部不适，肩背部有紧缩感。
（2）提重物时疼痛加重，并向颈肩部及上肢放射。

四、诊断

（1）有急慢性劳损史或颈椎病史。
（2）肩胛提肌的起点第 2 颈椎横突处和止点肩胛骨内上角可扪及痛性结节。
（3）肌肉牵拉试验阳性：头向健侧前屈时，肩胛提肌被牵拉产生疼痛。
（4）肌肉抗阻试验阳性：上肢后伸耸肩，此时肩胛骨上提，因重力作用，出现疼痛加重，或根本不能完成此动作。

五、治疗

1. 选点

a点：肩胛提肌起点中的第2颈椎横突处的阳性点（因第2颈椎横突最大，也是应力最为集中的地方，所以也是肩胛提肌最易劳损的部位）。

b点：肩胛提肌与胸锁乳突肌交合部位的阳性点（因颈部活动时二肌不同步收缩，发生摩擦，而产生炎性拉伤）。

c点：肩胛提肌止点，肩胛骨内上角的阳性点。

2. 针具

选用小号圆利针。

3. 操作

患者俯卧，暴露治疗部位，常规消毒。

a点：针刺扇形面与脊柱垂直，先找准第二颈椎横突尖，将圆利针刺入达横突骨面，确定治疗深度，然后以此深度，沿横突尖外侧缘肌肉附着点以不同角度针刺3针，使粘连点得到张力性松解，达到针刺要求后出针，用干棉球按压针眼1~2分钟。

b点：针刺扇形面与肩胛提肌垂直，先在其治疗点上分别向肌肉的起、止点以15°角平刺，达到针刺要求后将针退至皮下然后垂直进针，达到针刺要求后出针，用干棉球按压针眼1~2分钟。

c点：针刺扇形面斜向肌腹，在其治疗点以不同的方向针刺3针，分别达到针刺要求后出针，用干棉球按压针眼1~2分钟。

第十节　肩胛上神经卡压综合征

一、局部解剖

肩胛上神经是臂丛神经锁骨上部的一个分支。其纤维来自第4~6颈椎，是运动和感觉的混合神经。从臂丛的上干发出，沿斜方肌及肩胛舌骨肌深部的肩横韧带下方通过肩胛切迹进入冈上窝，与其伴行的肩胛上动脉、静脉，则从肩横韧带浅层通过，再进入冈上窝。该神经在经过肩胛切迹和肩胛上横韧带所形成的骨性纤维管较狭窄，固定性较好。在冈上窝发出两根肌支支配冈上肌，以及支配肩及肩锁关节的感觉。然后在冈上肌深面绕过肩胛冈外侧缘进入冈下窝，在冈下窝发出 3 条分支支配冈下肌，另分出几条小分支至肩关节及肩胛骨。

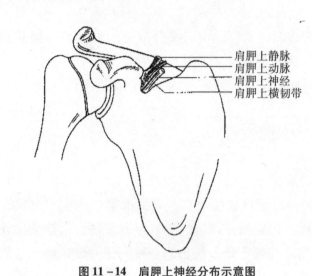

肩胛上静脉
肩胛上动脉
肩胛上神经
肩胛上横韧带

图 11 - 14　肩胛上神经分布示意图

二、病因病理

（1）外伤：肩胛上切迹处的外伤或骨折均可造成该处肌肉、韧带的水肿、渗出而导致粘连。因其解剖相对较固定易形成骨性纤维管的狭窄，形成神经卡压。同时肩关节的前脱位，肱骨上 1/3 处骨折时，因其过度的暴力牵拉，也易引起该神经的牵拉伤。

（2）肩关节的过度运动，如举重运动员，标枪运动员，上肢动作过于猛烈，肩关节周围肌肉骤然收缩，会挤压肩横韧带，使之出血、渗出，刺激肩胛上神经而出现症状，久之产生肩胛上神经卡压。

（3）慢性积累性劳损也是发病的一个原因。长时间保持一种姿势，肩部持续紧张，如挑重担长途行走，或单肩挎重物时间过久。紧张的韧带或神经切迹处，不断地受到挤压、摩擦形成慢性损伤。肩胛上神经也因反复挤压摩擦，出现炎症反应而水肿，最终导致卡压。

三、临床表现

（1）肩部后外侧疼痛，常为持续性钝痛，呈阵发性发作。发作时疼痛难忍，以劳累后加重，夜间为甚，患者不能入睡或痛醒。

（2）疼痛向颈部或肩胛同时放射。一般患者对疼痛具体定位不准确。肩部受压或受凉可诱发。

（3）晚期神经卡压过久可出现肌肉萎缩，表现为冈上肌及冈下肌萎缩明显，肩胛冈突出、冈上窝及冈下窝凹陷，患者出现手臂平举内收、外旋无力。

四、诊断

（1）有肩部外伤史或劳损史。

（2）冈上肌及冈下肌萎缩，表现为外展动作无力，特别是开始30°左右时，肩外展肌力减弱明显，外旋动作无力，或此动作无法完成。

（3）冈上、下窝处和肩胛切迹处压痛明显，可触及痛性、条索样结节。

（4）肩胛骨牵拉试验（＋）：令患者将患侧手搭于健侧肩上，并使肘部处于水平位，向健侧牵拉肘部，可刺激肩胛上神经，诱发患肩疼痛。

（5）肌电图检查：肩胛上神经运动传导速度明显减慢，冈上、下肌均有纤颤电位，余可。

五、治疗

1. 选点

a 点：肩胛切迹处阳性点。

b 点：冈上肌阳性点。

c 点：冈下肌阳性点。

2. 针具

选用小号圆利针。

3. 操作

患者俯卧位，暴露治疗部位，常规消毒。

a 点：针刺扇形面与肩胛上切迹垂直，先向两侧以 5°角斜刺，达到针刺要求后将针退至皮下然后再直刺 1～2cm，达到针刺要求后出针，用干棉球按压针眼 1～2 分钟。此时手法易轻巧，进针要慢，当针下阻力感略减轻即停止进针，防止将针刺入肺尖部，造成气胸。

b 点：针刺扇形面垂直于条索结节，先向两侧以 15°角斜刺，达到针刺要求后将针退至皮下直刺，针尖达骨面后出针，用干棉球按压针眼 1～2 分钟。

c 点：同 b 点针刺方法。

第十一节　腋神经卡压综合征

一、局部解剖

腋神经卡压综合征也称肩四边综合征。肩四边孔是由大、小圆肌、三头肌长头和肱骨颈内侧围成的，位于肱骨内侧和肩胛骨外缘之间的一个四边形间隙。其大小一般可容一拇指。腋神经从后侧束发出后即斜向后行，贴四边孔上缘穿过该孔沿三角肌深层继续向外前行进入皮下，支配肩背外侧皮肤感觉。

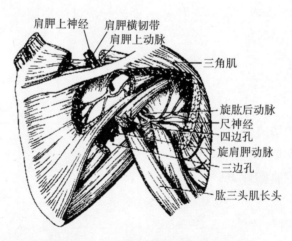

图 11－15　肩四边孔周围肌肉附着处分布

二、病因病理

（1）后肩部的暴力伤，是本病发病的主要原因。如肩胛部负重物撞击或向后跌倒，腋后方与锐物相撞，导致四边孔周围肌肉、肌腱、骨骼受到挫伤，组织充血水肿、增生、瘢痕形成，使腋神经受挤压，同时水肿、渗出也会累及与腋神经相距很近的桡神经肌支，造成桡神经肌支与腋神经在肩关节下后方卡压，出现其支配肌肉部分失去神经支配，出现萎缩现象。

（2）大、小圆肌、肱三头肌长头3块肌肉分别为四边孔的3个边。大圆肌功能使肱骨内收、内旋，小圆肌功能使肱骨内收和外旋，三头肌长头功能后伸肩关节。当肩关节外展、外旋时，这3块肌肉均受到牵拉，分别从上方、下方及内侧对四边孔产生压迫，出现慢性积累性损伤，日久修复过程中瘢痕形成，四边孔间隙相对减少，导致腋神经卡压。

（3）肱骨外踝颈骨折，后期在骨痂形成过程中，可直接或间接对腋神经构成压迫。

三、临床表现

（1）本病多见于青年人，起病缓慢，多有外伤史。

（2）患肢呈间歇性疼痛或麻木，可放射至上臂、前臂和手部。部分患者感肩部沉重无力，上举功能有障碍。

（3）三角肌萎缩，肩外侧皮肤感觉消失，伴肱三头肌肌力减弱。严重时，肩部外展上举不能完成或伴有伸肘功能障碍。

四、诊断

（1）肩部外伤史。

（2）三角肌或伴有肱三头肌肌力减弱或麻痹，严重时伴三角肌萎缩。

（3）肩外侧皮肤麻木或感觉消失。

（4）从后方按压四边孔，有一明显而局限性固定压痛点。

（5）肩关节被动外展和外旋动作可诱发或加重症状。

（6）肌电图提示腋神经损伤。

五、治疗

1. 选点

a 点：四边孔上方、小圆肌处阳性点。

b 点：四边孔内侧方、肱三头肌长头处阳性点。

c 点：四边孔下方，大圆肌处阳性点。

2. 针具

选用小号圆利针。

3. 操作

a 点：患者俯卧位，暴露治疗部位，针刺点常规消毒。针刺扇形面与小圆肌垂直，先向小圆肌肌腹两侧以 45°角斜刺，达到针刺要求后，将针退至皮下再直刺 2cm，达到针刺要求后出针，用干棉球按压针眼 1～2 分钟。

b 点：针刺扇形面与肱三头肌长头相垂直，先以不同方向以 45°角向肌肉起、止点斜刺，达到针刺要求后将针退至皮下再直刺 1～2cm，留针 1～2 分钟。

c 点：针刺扇形面与大圆肌垂直，先以不同方向以 45°角向肌肉起、止点斜刺，达到针刺要求后将针退至皮下再直刺 1～2cm，达到针刺要求后出针，用干棉球按压针眼 1～2 分钟。

以上刺法每日或隔日 1 次。

［注］本病在治疗上，以早期水肿、渗出时疗效为佳。疗效不佳时，因前方腋神经位于胸小肌下方，可在胸小肌附着点、喙突尖内侧方向下针 0.8cm 左右，可刺中腋神经，引起神经体液调节，兴奋神经，达到治疗的目的。手法操作时应慎重，防止刺伤腋动脉。后期出现肌肉萎缩时应加强三角肌及肱三头肌的功能锻炼。

第十二节　旋前圆肌综合征

一、局部解剖

　　旋前圆肌综合征是正中神经在前臂上段经过旋前圆肌肱骨头和尺骨头之间时，被旋前圆肌两头之间的腱弓卡压而产生的一系列症候群。其浅头起自肱骨内上髁，深头起自尺骨冠突。肌纤维斜向下外，与内上髁头汇合在肱桡肌深面，止于桡骨中下 1/3 处外侧。当两头汇合时，形成一个旋前圆肌的腱弓。该弓位于 Hueter 线[①]以下 3 ~ 7.5cm，长约 4.5cm。可因尺骨头的构成不同而形成不同形态的腱弓。尺骨头是肌性的，腱弓偏正中神经的桡侧；尺骨头为腱性的，其本身就形成腱弓；尺骨头缺如，腱弓也就不存在。旋前圆肌受正中神经支配，其作用是使前臂旋前，并屈肘。

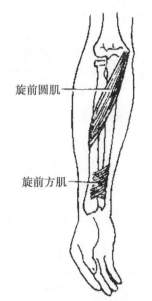

旋前圆肌

旋前方肌

图 11 -16　旋前圆肌附着处分布

　　正中神经在上臂无分支，于肘部居肱动脉内侧，与肱动脉同时被肱二头肌腱膜所覆盖。从旋前圆肌深头纤维上、浅头肌纤维下穿过，进入指浅屈肌两头之间的腱弓，并经指浅屈肌内、外侧头之间的腱弓而入前臂浅、深屈肌间。正中神经达前臂后就发出分支，支配旋前圆肌、桡侧腕屈肌和掌长肌等。

二、病因病理

　　（1）肘部的慢性劳损：前臂的反复旋前运动和手指的屈曲活动的慢性劳损，可导致旋前圆肌肥大及指浅屈肌紧张而压迫正中神经。

　　（2）肱二头肌腱膜扩张部增厚，桡侧腕屈肌的副腱组织水肿等，都

---

①　Hueter 线是通过肱骨内外髁的连线。

可导致正中神经在此处受压。

（3）旋前圆肌、指浅屈肌弓之间形成异常纤维束带，在旋前圆肌两头之间，指浅屈肌起点边缘处，常有腱性硬韧组织，局部瘢痕形成，局部肿物等，压迫神经而发病。

（4）创伤：肘关节脱位、前臂、肱骨下段骨折，筋膜室综合征，痉挛性脑瘫长期旋后位固定都可造成正中神经卡压。

三、临床表现

（1）旋前圆肌综合征起病一般较缓慢，也可在肌肉扭伤后突发。急性发作常因反复用手抓握或旋前，及两者兼有的活动后发作，如打乒乓球。

（2）患者感肘部疼痛不适，有时向桡侧3个手指放射。有时先感到屈指无力，然后才感前臂和手指疼痛，工作时加重，无夜间麻酸史。

（3）严重时正中神经支配区感觉障碍，如桡侧3个半手指麻木。

四、诊断

（1）缓慢起病，症状常在反复用手抓握或旋前活动后发作。

（2）肘部疼痛不适，并感拇指、食指麻木。

（3）手屈肌力量减弱，主要是屈指及对掌无力。

（4）抗阻屈腕时，手会向尺侧偏斜。这是因为桡侧腕屈肌麻痹而尺侧腕屈肌人仍正常之故。正中神经在旋前圆肌平面受压时，前臂旋前，运动肌力不减，但旋前及屈腕时疼痛加重；在肱二头肌腱膜处卡压时，前臂旋后和屈肘时疼痛加重；在指浅屈肌腱弓处卡压时，中指屈曲会引起前臂疼痛加重。

（5）旋前圆肌起点近端可扪及痛性结节。

（6）肌电图检查可示异常。

五、治疗

1. 选点

a点：旋前圆肌的起点，即肱骨内上髁和尺骨冠突处的阳性点。

b点：旋前圆肌腱弓处阳性点，该点常位于肱骨内外髁连线中点直下3～7.5cm处。

c点：旋前圆肌止点处的阳性点，即桡骨中1/3处外侧面的阳性点。

2. 针具

选用小号圆利针。

3. 操作

患者取坐位，将手仰掌放于桌上，或平卧位，手仰掌放于床边，暴露治疗部位，常规消毒。

a点：针尖朝向旋前圆肌腱弓，分别在两个起点上斜向针刺2～3cm，达到要求后出针，用干棉球按压针眼1～2分钟。

b点：针刺扇形面与旋前圆肌垂直，先向起、止点分别以15°角平刺2～3cm，达到针刺要求后将针退至皮下再直刺1～2cm，达到要求后出针，用干棉球按压针眼1～2分钟。

c点：针尖与前臂垂直，先分别向上下以50°角呈扇形面斜刺1～2cm，达到针刺要求后将针退至皮下再直刺1～2cm，达到要求后出针，用干棉球按压针眼1～2分钟。

［注］旋前圆肌综合征其病理为痉挛性、粘连性卡压，局部的肌张力高，血运不畅，代谢产物不易排出，对神经也是一个痛性刺激。经以上治疗后再在旋前圆肌腱弓处施行刺络拔罐，通过局部放血，达到减张、减压的作用，可迅速地提高疗效。同时，在麻木的手指尖点刺放血，可起到活血化瘀的目的，使手指麻木迅速消失，此病治疗临床一般只需3～5次即可。

第十三节 肱骨外上髁炎

一、局部解剖

肱骨外上髁是肱骨下端外侧的隆起部。该处骨膜和深筋膜紧密结合。为前臂伸肌腱的总起点和旋后圆肌的起点。前臂伸肌腱肌肉排列由外向内依次为桡侧腕长伸肌、桡侧腕短伸肌、指总伸肌、小指固有伸肌、尺侧腕伸肌和肘肌。其肌肉的起、止点为桡侧腕伸肌，起于肱骨外侧髁上嵴下方、臂外侧肌间隔，少数肌束起自前臂伸肌总腱，止于第二掌骨底背面。桡侧腕短伸肌起于肱骨外上髁伸肌总腱，肘关节桡侧副韧带，肌间隔及覆盖深筋膜，止于第三掌骨背面。指总伸肌起于肱骨外上髁伸肌总腱，与邻肌的肌间隔，前臂深筋膜，止于第 2~5 指中节及远节指骨。小指固有伸肌起于肱骨外上髁伸肌总腱，与邻肌的肌间隔止于第 5 指指背腱膜。尺侧腕伸肌，起于肱骨外上髁伸肌总腱，与邻肌的肌间隔、前臂深筋膜，止

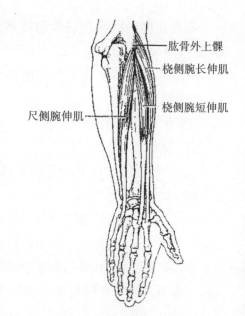

肱骨外上髁

桡侧腕长伸肌

桡侧腕短伸肌

尺侧腕伸肌

图 11 – 17　肱骨外上髁肌肉附着处分布

于第 5 掌骨底尺侧的隆起。肘肌起于肱骨外上髁和桡侧副韧带，肌纤维呈扇形向内，止于鹰嘴外侧面、尺骨上端后缘、及肘关节囊。旋后肌起于肱骨外上髁、肘关节桡侧、侧副韧带、环状韧带、尺骨桡切迹下方、深筋膜，止于桡骨体的外侧面及背面。

二、病因病理

（1）本病多因前臂的经常性反复长时间活动，引起该部位肌肉筋膜过度地牵拉，肌纤维撕裂和慢性损伤而出血机化，产生粘连，挤在该处的神经血管束产生疼痛，向桡侧腕短肌方向放射。

（2）肱骨外上髁处劳损，动作多为手指持物状态下前臂的旋前，腕关节肘关节的屈伸动作，指总伸肌、小指固有伸肌、肘肌、旋后肌相对松弛状态，劳损几率较小。桡侧腕长伸肌和桡侧腕短伸肌处于紧张状态。因桡侧腕短伸肌起始部与肱骨外上髁、肱桡关节、环状韧带密切接触，加之其肌块较桡侧腕长伸肌肥大，力量也较之大，所以最容易劳损，病变只可能累及桡侧腕短伸肌。

三、临床表现

（1）起病缓慢，肘关节外侧疼痛。

（2）以用力握持或提重物时疼痛明显，向前臂放射。

（3）病情严重时，不能倒开水、拧毛巾、单手扫地等。

四、诊断

（1）有慢性劳损史。

（2）肱骨外上髁压痛，并常可在肱骨外上髁外侧缘触及肌腱附着处钙化的锐利骨峰。

（3）肱骨外上髁附着点肌肉抗阻收缩试验阳性：如用力握物或提重物时疼痛。

（4）肱骨外上髁附着点肌肉牵拉试验阳性：伸肘位时握拳屈腕，然后主动将前臂旋前时疼痛即为阳性，也称 Mills 征阳性。

（5）X 线检查一般为阴性。病史长者偶见肱骨外上髁骨质增生或骨质硬化影像。

五、治疗

1. 选点

a 点：位于肱骨外上髁处的阳性点。

b 点：桡侧腕短伸肌肌腹处的阳性点。握拳，背伸腕关节，指总伸肌腱下方的最高隆起点即是（因桡侧腕短伸肌肌块最大、肌力最强，所担负的应力也最大，所以是最易劳损的肌肉）。

2. 针具

选用小号圆利针。

3. 操作

病人仰卧治疗床上，暴露治疗部位，常规消毒。

a 点：针尖朝向前臂平刺 1～2cm，当针尖穿过结节点达到针刺要求后出针，用干棉球按压针眼 1～2 分钟。如扪及锐利骨峰的韧带钙化点时则应沿钙化点的走行方向横向刺入一针，针刺要求在指总伸肌腱两侧斜刺 1～2cm，然后向下刺 1～2cm，留针 1～2 分钟。

b 点：针刺扇形面与桡侧腕短伸肌垂直，先分别向桡侧腕短伸肌的起止点以 15°角平刺 2～3cm，达到针刺要求后将针退至皮下再直刺 1～2cm，达到要求后出针，用干棉球按压针眼 1～2 分钟。

第十四节　肱骨内上髁炎

一、局部解剖

肱骨内上髁是肱骨下端内侧的隆起部。该处骨膜和深筋膜紧密结合，为屈肌总腱和旋前圆肌的起始部。由外向内依次排列为旋前圆肌、桡侧腕屈肌、掌长肌、尺侧腕屈肌及指浅屈肌。肌肉的起止点为旋前圆肌起止点，见第十二节。桡侧腕屈肌，起于肱骨内上髁屈肌总腱、前臂深筋膜和肌间隔，止于第 2 掌骨底前面。掌长肌起于肱骨内上髁屈肌总腱、前臂深筋膜和肌间隔，止于腕屈肌支持带、掌腱膜。尺侧腕屈肌起于肱骨内上髁屈肌总腱、尺骨鹰嘴内侧缘及尺骨后缘上 2/3 处，止于豌豆骨，经豆钩韧带至钩骨，经豆掌韧带至第 5 掌骨尾前面。指浅屈肌起于肱骨内上髁屈肌总腱、肘关节尺侧副韧带与尺侧腕屈肌的肌间隔、尺骨冠突内侧、桡骨斜线，止于中节指骨底前面。其中尺侧腕屈肌受尺神经支配，其余肌肉都受正中神经支配。主要功能为屈肘、屈指及前臂旋前。

二、病因病理

（1）本病的病理与肱骨外上髁炎病理相同。多因前臂经常性旋前和反复长时间用力屈腕，引起局部肌肉筋膜过度地牵拉，肌纤维撕裂、渗血，产生粘连。

（2）反复用力背屈，致使肱骨内上髁筋膜处于紧张状态，而发生疲劳慢性积累性损伤。

三、临床表现

（1）肘关节内侧疼痛，向前臂放射。病情时轻时重。

（2）发作严重时，前臂发软无力，患肢不能提重物、拧毛巾和前臂旋前动作。

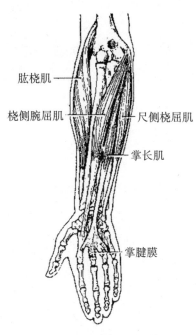

图 11 –18　肱骨内上髁背侧
肌肉附着处分布

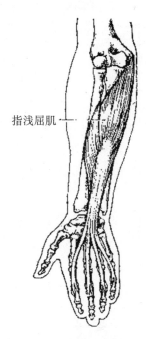

图 11 –19　肱骨内上髁掌侧
肌肉附着处分布

四、诊断

（1）有慢性劳损史。

（2）肱骨内上髁压痛，可扪及痛性结节或变硬的肌腱。疼痛向尺侧腕屈肌放射。因用力屈腕时，尺侧腕屈肌负重最大，最易劳损。

（3）肌肉抗阻力试验阳性：伸肘、前臂外旋位，被动屈腕或前臂内旋时疼痛加重。

（4）肌肉被动牵拉试验阳性：伸肘时前臂外旋位，被动伸腕时疼痛加重。

（5）X 线一般正常。久病时可见屈肌肌腱钙化影。

五、治疗

1. 选点

a 点：肱骨内上髁屈肌总腱起处的阳性点。

b 点：用力屈腕，在肱骨内上髁下 4 横指处见一肌肉隆起点（即尺侧腕屈肌肌腹处的阳性点）。

2. 针具

选用小号圆利针。

3. 操作

患者仰卧治疗床上。暴露治疗部位，常规消毒。

a 点：针尖方向朝向屈肌总腱以 15°角平刺 1～2cm，达到要求后出针，用干棉球按压针眼 1～2 分钟。

b 点：针刺扇形面与尺侧腕屈肌垂直，先分别向肌肉的起、止点以 15°角平刺 1～2cm，达到针刺要求后将针退至皮下，然后直刺 1～2cm，达到要求后出针，用干棉球按压针眼 1～2 分钟。

第十五节　桡侧腕伸肌损伤

一、局部解剖

桡侧腕伸肌位于前臂背面和桡侧，共 10 块，分浅、深两层。

浅层有 5 块肌肉。由桡侧向尺侧，依次为桡侧腕长伸肌、桡侧腕短伸肌、指伸肌、小指伸肌、尺侧腕伸肌。这 5 块肌肉共同起自肱骨外上髁。伸腕的 3 块肌止于掌骨。指伸肌向下移行为 4 条长腱，分别到达第 2～5 指的背面扩展成指背腱膜，止于各指的中节和远节骨。

深层也有 5 块肌肉。自上而下，由桡侧向尺侧，依次为旋后肌、拇长展肌、拇短伸肌、拇长伸肌和示指伸肌。这 5 块肌肉除旋后肌起自肱骨外上髁，止于桡骨前外面，其余 4 块都起自尺、桡骨后面，分别止于拇指和示指。

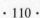

二、病因病理

（1）本病多因长时间过度地重复前臂、腕部工作或长期的反复前臂、腕部的活动而导致劳损、水肿、渗出、纤维变性、粘连等软组织损伤病。

（2）因解剖位置关系，前臂桡侧下1/3处，拇长展肌与拇短伸肌在桡侧位，斜跨桡侧腕伸肌腱之上。该处没有腱鞘，仅有一层疏松的腱膜覆盖。由于伸肌活动频繁，又无腱鞘保护，均易发生腱鞘及其周围的损伤。

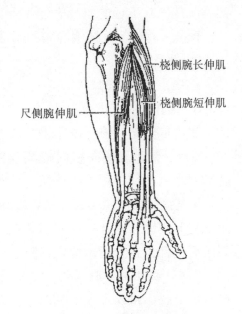

桡侧腕长伸肌
桡侧腕短伸肌
尺侧腕伸肌

图 11 - 20 桡侧腕伸肌肌肉
附着处分布

三、临床表现

（1）前臂中下段背面肿胀、疼痛，以腕关节曲伸活动时疼痛加重。

（2）腕背横纹上3~4横指处压痛并可扪及肿大的肌腹。

（3）病变局部皮肤发红、皮肤温度升高，腕关节曲伸时有明显的摩擦音。

四、诊断

（1）起病较快，多发生于优势手。有明显的上肢及腕部劳损史。

（2）前臂中下段之背面桡侧肿胀、疼痛、压痛明显，可扪及痛性条索。局部皮肤发红，皮肤温度升高。

（3）握拳、腕关节伸屈时，可感觉到肿胀肌肉之间相互的摩擦音。

五、治疗

1. 选点

a点：将腕关节背伸在桡骨小头下三横指处可见一隆起的肌腹，即为a点（因肌肉的起点位于肱骨外上髁，此处肌腱较小，针刺不易刺准，故选离其不远的肌腹为治疗点）。

b点：前臂下段桡侧肿胀的阳性点。

2. 针具

选用小号圆利针。

3. 操作

患者取坐位，将手放于治疗床上，暴露治疗部位，常规消毒。

a点：针刺扇形面朝向桡侧腕伸肌肌腹，以不同的角度针刺3针，达到要求后出针，用干棉球按压针眼1~2分钟。

b点：针尖向肌肉起点端，在压痛的条索下方1cm处进针，以不同角度针刺3针，使针体穿过肿胀的肌肉即可。一般针刺2~3cm，达到要求后出针，用干棉球按压针眼1~2分钟。

［注］桡侧腕伸肌损伤，主要是前臂下段桡背侧肌肉的相互摩擦形成水肿所致。用以上方法针刺后，再在压痛的条索处刺络拔罐，吸出瘀血，减轻毛细血管的张力、压力，则疗效更为神速。

第十六节　桡管综合征

一、局部解剖

桡管综合征是临床中的常见病，又称骨间背侧神经卡压综合征、旋后肌综合征。

桡管综合征多发生在桡骨中下段。桡神经在上臂远端肱骨外上髁近侧10cm处，由后向前穿过外侧肌间隔，在肱桡肌与肱二头肌、肱肌间走行，并绕过桡骨小头掌侧，通过Frohse弓进入旋后肌深、浅二层之间。肱桡肌组成整个桡管的外侧面。桡侧腕长、短伸肌在其远端的前外侧，内侧由肱二头肌和肱肌组成。在此管内，桡神经分出支配肱桡肌、肱肌、桡侧腕长伸肌的神经分支。桡神经于肱桡关节上、下3cm区域分为深、浅两支，即骨间背侧神经和桡浅神经。深支为运动支，浅支为感觉支。这两支神经在肱桡关节和环状韧带前方继续下行，经桡骨小头下

缘，被桡侧腕短伸肌起始部覆盖。该
肌的起始部呈弓形，边缘大多为腱
性，该弓的外侧半较旋后肌弓的外侧
半略偏内侧，覆盖后者。而内侧半的
弓，与外侧多数平齐，成为卡压的解
剖基础。骨间背神经通过旋后肌深、
浅两层之间。在此之后分为两组，一
组为内侧支，支配前臂浅层的肌肉
（指总伸肌、尺侧腕伸肌、小指固有
伸肌），一组为外侧混合支，支配深
部肌肉（拇指展肌、拇长伸肌、拇短
伸肌、食指固有伸肌）。

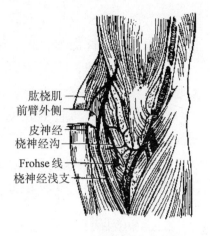

图 11-21 桡管处肌肉附着分布

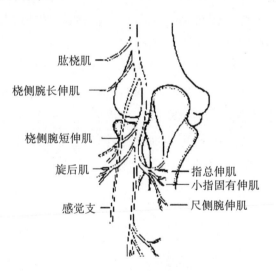

图 11-22 桡管处神经附着分布

1908 年，德国解剖学家 Frohse 首先描述旋后肌层近侧有一弧形或
半圆形的纤维组织，起于肱骨外上髁顶部，向下 1cm 再折返向上附于外
上髁的内侧部分，即肱骨小关节的外侧缘，即为旋后肌腱或 Frohse 弓，
故易受牵拉压迫。

与桡神经卡压综合征相关肌肉的起止点的解剖如下：

旋后肌，起于肱骨外上髁、肘关节桡侧、侧副韧带、环状韧带、尺骨桡切迹下方、深筋膜，止于桡骨体的外侧面及背面。

桡侧腕长伸肌，起于肱骨外侧髁上嵴下分、臂外侧肌间隔。少数肌束起自前臂伸肌总腱，止于第二掌骨底背面。

桡侧腕短伸肌，起于肱骨外上髁伸肌总腱、肘关节桡侧侧副韧带、肌间隔及覆盖深筋膜，止于第3掌骨底背面。

肱桡肌，起于肱骨外上髁上嵴上分（近端的2/3）、臂外侧肌间隔（桡神经沟的远端），止于桡骨茎突基部外侧面。

二、病因病理

（1）桡神经深支（骨间背侧神经）经过的旋后肌弓和桡侧腕短伸肌弓部位，其底层为较薄的旋后肌深层肌肉组织和桡骨，此处即为固定骨——腱弓管。如遇劳损可在旋后肌弓与桡侧腕伸肌起点，覆盖桡神经的腱部粘连结疤，使之卡压而产生症状。

（2）根据解剖，当腕关节屈曲而前臂旋前和握拳时，桡神经浅支均被拉紧，而当腕背伸，前臂旋后伸指时神经松弛。所以当腕关节长期反复活动，特别是职业的需要，桡神经浅支就可能长期反复的牵拉、摩擦造成损伤；局部外伤、扭伤可能加重桡神经浅支和两旁的肌腱及深层筋膜的粘连，进一步减少活动度而诱发该病。

三、临床表现

（1）肘部及肘前外侧近端伸肌群疼痛，可向近远端放射。劳累后加重，休息时不缓解，甚至夜间睡觉时痛醒。

（2）初起时，手部握力减弱，逐渐觉得伸指、伸拇指和外展拇指乏力或消失，主要不能伸直掌指关节，向后45°伸直困难，指间关节伸直无障碍。

四、诊断

（1）有长期的劳损史。肘关节外侧灼痛、麻痛、针刺样痛。

（2）肘关节桡骨小头处，相当于 Frohse 弓处压痛。桡侧腕长、短

通利針
疗法——
运动损伤中西医结合针灸疗法

伸肌压痛，桡骨小头远侧骨间背侧神经通过旋后肌处疼痛。

（3）关节屈曲、前臂旋前和握拳时，疼痛加重，即肌肉牵拉试验阳性。

（4）骨间背侧神经支配的肌肉部分或全部瘫痪，导致肌力减弱或消失，出现握力、伸腕力减弱，及伸指、伸拇、展拇无力或消失。尺侧腕伸肌瘫痪，握拳时向桡侧偏。前臂旋后肌瘫痪，所以旋后动作无力或消失，出现"垂指而不垂腕，肌肉瘫痪而感觉正常"征象。

（5）肌电图检查可见拇伸肌和指伸肌传导速度减慢。伸指肌出现纤维震颤。X 线可见 Monteggia 氏骨折，也为该病的病因（但骨折不在此疗法范围内）。

五、治疗

1. 选点

a 点：肘关节桡骨小头处的阳性点，相当于 Frohse 弓压痛点。

b 点：桡侧腕短伸肌肌腹处的阳性点，即腕关节背伸，肘关节下三横指肌肉隆起处。

c 点：旋后肌肌弓处的阳性点。

2. 针具

选用小号圆利针。

3. 操作

患者仰卧治疗床上，暴露治疗部位，常规消毒。

a 点：针刺扇形面斜行向下，先向两侧以小角度斜刺 2cm，达到针刺要求后，将针退至皮下再向下斜刺 2～3cm，达到要求后出针，用干棉球按压针眼 1～2 分钟。

b 点：针刺扇形面与桡侧腕短伸肌垂直，先分别以不同角度向上、下斜刺 2～3cm，达到针刺要求后将针退至皮下再直刺 1～2cm，达到要求后出针，用干棉球按压针眼 1～2 分钟。

c 点：针刺扇形面与旋后肌垂直，先以小角度向两侧斜刺 1～2cm，达到针刺要求后将针退至皮下再直刺 1～2cm，达到要求后出针，用干棉球按压针眼 1～2 分钟。

第十七节　腕管综合征

一、局部解剖

腕管是位于腕关节掌侧的骨性纤维管。其三面为骨性，一面为韧带。从远端腕横纹开始，至其远侧约 4cm 处止。桡侧为舟骨及大多角骨；尺侧为豌豆骨、钩骨；背侧为舟骨、月骨、头状骨、大多角骨；掌侧为腕横韧带。腕管内共有 9 根肌腱和正中神经及其伴行的动脉通过。

正中神经位于肌腱与腕横韧带之间，支配拇短展肌、拇指对掌肌、拇短展肌浅头和第一、第二蚓状肌等。临床上有少数变异的人拇指对掌肌和拇短展肌也可由正中神经支配。正中神经的感觉分布区包括手掌的桡侧半，拇、食、中三指和环指的桡侧半掌面，以及这些手指的远侧指间关节至指尖的背侧。正中神经内含丰富的交感神经纤维。因而受卡压时亦可产生灼性疼痛和营养性变。

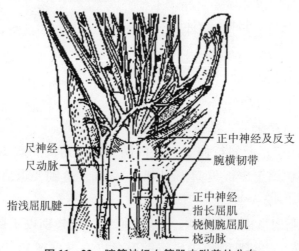

尺神经 —
尺动脉 —

　　　　　　　　　　　　— 正中神经及反支
　　　　　　　　　　　　— 腕横韧带

指浅屈肌腱 —
　　　　　　　　　　　　— 正中神经
　　　　　　　　　　　　— 指长屈肌
　　　　　　　　　　　　— 桡侧腕屈肌
　　　　　　　　　　　　— 桡动脉

图 11－23　腕管神经血管肌肉附着处分布

正常情况下，腕管的骨性结构相对固定。腕管综合征的劳损多发生于前侧的软组织。腕横韧带的劳损在其中占相当大的比例。其韧带起于豌豆骨及钩状骨钩上，是拱形到达桡侧，并分深浅两层。深层附于大多角骨内缘，浅层附于大多角骨上。其长 2.5～3cm，宽 1.5～2cm，中央最厚部 2mm。其下方有肌腱、神经、血管，排列相当紧密，所以任何使腕管变小或其中内容物增多增大的因素都将容易造成对正中神经的卡压。

腕管的大小及正中神经是否受压也随腕关节的活动状态产生改变。在腕关节处于中立位时，各肌腱处于松弛状态，其容积最大，而掌屈时则变小。当伸腕条件下，用力屈指时，正中神经在韧带和屈指肌腱之间为松弛状态，而当屈腕条件下，用力屈指时，则正中神经受压。

二、病因病理

1. 腕管容量减小

正常情况下，屈肌腱在腕管内各有一定的容积，对正中神经功能互不影响。引起容积减小的因素有腕关节劳损或腕部外伤引起腕横韧带增厚，月骨前脱位，腕管构成骨骨质增生，屈肌肌腱挛缩发生粘连，以及腕部骨折及过屈位固定等。

2. 腕管内容物增加

腕管内内容物的增加而腕管骨性结构相对稳定，腕横韧带缺乏弹性，对正中神经易造成卡压。如腕管内有脂肪瘤，腱鞘囊肿；外伤原因导致腕管内出血，正中神经鞘内血肿或尺侧滑脱自发性血肿；妇女妊娠哺乳、更年期等各种原因使肌腱、骨膜韧带、神经等结构发炎或水肿，造成内压增高。

当以上两大原因导致正中神经暂时或永久的压迫性缺血，开始表现为神经的水肿及充血，腕横韧带近侧神经假性神经瘤，其远侧有萎缩变性。久之，因缺血致使神经内纤维化，髓鞘消失，最后神经干转化为纤维组织，神经内管消失被胶原组织取代，成为不可逆改变。

三、临床表现

（1）本病多发于 40 岁以上妇女，男女比例 1：2～4.5。开始表现为指端感觉障碍，随后感到桡侧 3 个半指疼痛和麻木，以中指为甚，为刺痛或烧灼痛。也可波及 5 指，夜间为甚，麻醒后需用力按揉方可缓解。

（2）后期，正中神经皮肤感觉减弱或消失，拇指外展、对掌无力、活动笨拙、大鱼际肌萎缩。

（3）少数病情发展可出现神经营养性改变，如拇、食指发绀，指尖坏死，间歇性发白和发绀，或萎缩性溃疡。

四、诊断

（1）局部有损伤史或劳损史。

（2）腕关节僵硬，腕关节屈曲，手掌疼痛麻木加重。

（3）正中神经支配区域麻木疼痛：如大鱼际肌萎缩，桡侧3个半指末节感觉障碍。

（4）腕横韧带起止点上可扪及痛性结节或在腕横韧带近侧缘外，用手指扣击正中神经部位，手部正中神经支配区有放射性疼痛。

（5）腕管压迫试验阳性：屈腕同时压迫腕管外的正中神经1~2分钟，手的麻痛感加重，并放射至食指、中指。

（6）屈腕实验阳性：急剧被动屈腕一分钟内出现麻木或麻刺感。

（7）X线：腕部骨关节损伤后疑诊腕管综合征者，应作X线检查，明确骨结构，排除骨性管道狭窄性卡压。

五、治疗

1. 选点

a点：桡侧舟骨及大多角骨上的腕横韧带附着处的阳性点。

b点：尺侧豌豆骨及钩骨上的腕横韧带附着处的阳性点。

c点：近侧腕横纹上掌长肌腱与桡侧腕屈肌腱之间的阳性点。

2. 针具

选用小号圆利针。

3. 操作

患者仰卧，手放于两侧，手掌向上，暴露治疗部位，常规消毒。

a点：针尖向内下，斜刺1cm左右，达到要求后出针，用干棉球按压针眼1~2分钟。

b点：针尖向内下，斜刺1cm左右，达到要求后出针，用干棉球按压针眼1~2分钟。

c点：针尖先分别向食指和无名指方向以5°角平刺3cm，达到针刺要求后将针退至皮下再向中指方向平刺3cm，达到要求后出针，用干棉球按压针眼1~2分钟。

[注]腕管综合征临床治疗十分有效。针刺时通过针体的张力性挤压进行松解，加上肌腱及韧带的自我修复，卡压可迅速得以缓解。临床治疗时，在腕横韧带中点处刺络拔罐，减轻局部充血，从而减轻腕管内的压力。另外在指尖上点刺放血，每个手指尖放血3~5滴，以达祛瘀、生新、活血的作用，达到减轻手指麻木的功效。以上治疗相辅相成、共奏佳效。

小　结

肩臂部疾病，临床上是比较多见的，前一至六节所描述的疾病是第七节肩周炎疾病的一个分解，他们各自的疼痛临床较易区分，我们只需按其发病部位与功能受限动作，结合运动学检查，临床确诊不难。临床上颈椎病与肩周炎的鉴别较难，因为颈椎病有的也只引起局部症状，而患者没有其他症状，与肩周炎十分相似，临床鉴别不易，所以诊断至关重要。

颈肩部其他疾病的鉴别诊断：

1. 肩周炎

发病年龄为50岁左右中老年人。肩部疼痛以前侧为主，肩部活动明显受限，肩胛肌肉萎缩主要是三角肌、冈上肌、冈下肌，压痛点在喙突、肱骨大、小结节及肩胛骨外侧缘上方。

2. 颈椎病

第4~6颈神经卡压时，症状与肩胛上神经相似，但伴有颈部症状，压痛点在第4~6颈椎棘突旁。肩关节在外展60°~120°时疼痛明显。

3. 冈上肌腱炎

疼痛部位为肩外侧，压痛点在肱骨大结节，肩外展明显受限。

4. 肩袖损伤

有明显外伤史。伤后肩部剧痛，6~12小时疼痛最为剧烈。局部红肿，肩部活动表现为外展70°~80°开始疼痛，超过110°~120°后疼痛消失，落下时也发生同样现象。

5. 肩四边孔综合征

有肩部外伤史，患肢呈间歇性疼痛或麻木、肩部沉重无力、三角肌萎缩，肩外侧皮肤麻木，肩后部有一明显而局限性固定压痛点。

6. 肩胛上神经卡压综合征

压痛点位于锁骨中段相当于肩井穴处。有冈上肌、冈下肌萎缩、肩胛骨牵拉试验阳性、肌电图检查可见肩胛上神经传导速度减慢，冈上、冈下肌均有纤颤电位。

7. 旋前圆肌损伤

肘部疼痛不适，有时向桡侧3个手指放射，以工作时加重伴有手指发麻胀痛（除小指外），手屈指及对掌无力，压痛点位于旋前圆肌起点和旋前圆肌腱止点处。本病应与腕管综合征相鉴别。

8. 神经根型颈椎病

有颈部疼痛，颈部活动受限，压痛点在颈椎旁，有夜间麻酸史，臂丛神经牵拉试验阳性。

9. 臂丛神经炎

疼痛可波及整个上肢，上肢肌力广泛减弱，外展及上举可使疼痛加剧。

10. 腕管综合征

该病极易与旋前圆肌综合征混淆，鉴别困难。但腕管综合征压痛点在腕横韧带上，肘部无任何症状，有夜间麻酸史。

11. 肱骨外上髁炎

肱骨外髁处疼痛、局部压痛，握力提重物时疼痛加重。患者不能倒开水、拧毛巾、单手扫地等，本病应与桡管综合征相鉴别。

12. 桡侧腕伸肌损伤

前臂背面中下段肿胀、压痛、皮肤发红、皮温升高，伸腕、屈腕时有摩擦音。

13. 桡管综合征

肘部及肘前外侧近端，伸肌群疼痛，可向远端放射，劳累加重，休息不缓解，手部握力减弱，掌指关节伸直无力，垂指而不垂腕，肌肉瘫痪而感觉正常，肌电图可确诊。此病应与尺神经麻痹相鉴别。

14. 尺神经麻痹

出现爪形手，尺神经支配区感觉障碍。

对本章疾病的治疗，多数病例只需用圆利针治疗即可。但少数病例如旋前圆肌综合征、腕管综合征、桡侧腕伸肌损伤，除圆利针治疗外，应在肌腹或肌腱的中点也就是卡压点进行刺络拔罐疗法，利用负压吸出局部毛细血管中的瘀血，其目的也是为了进一步减轻局部软组织因肿胀而形成的张力性压迫，加快治疗速度。另外，对手指发麻，中医认为麻木为血瘀气行不畅，我们采用指尖放血，目的是祛瘀生新，通过放血达到活血的目的。

肩臂部肌肉起止点附着处分布（图 11 - 24 ~ 图 11 - 29）。

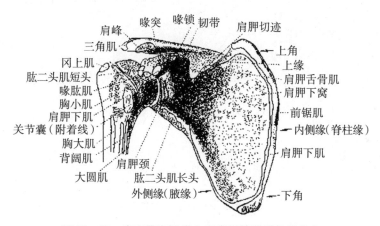

图 11 - 24　肩胛骨和肱骨上端前面的肌附着处分布

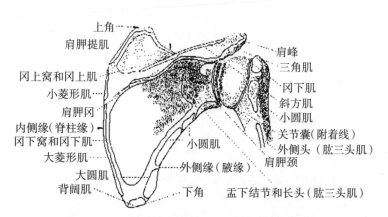

图 11 - 25　右肩胛骨和肱骨上端后面肌肉附着处分布

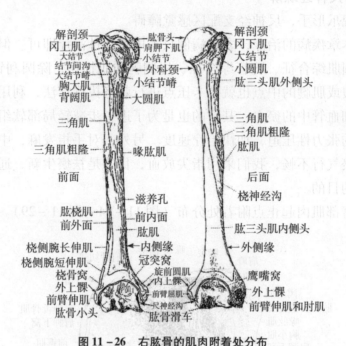

左侧竖排文字（书脊）：

圆利针疗法

——运动损伤中西医结合针灸疗法

右肱骨图标注：

解剖颈
冈上肌
大结节
结节间沟
大结节嵴
胸大肌
背阔肌
三角肌
三角肌粗隆
前面

肱骨头
肩胛下肌
小结节
外科颈
小结节嵴
大圆肌
喙肱肌
滋养孔
前内面
肱肌

解剖颈
冈下肌
大结节
小圆肌
肱三头肌外侧头
三角肌
三角肌粗隆
肱肌
后面
桡神经沟
肱三头肌内侧头

肱桡肌
前外面
桡侧腕长伸肌
桡侧腕短伸肌
桡骨窝
外上髁
前臂伸肌
肱骨小头

内侧缘
冠突窝
旋前圆肌
内上髁
前臂屈肌
尺神经沟
肱骨滑车

外侧缘
鹰嘴窝
外上髁
前臂伸肌和肘肌

图 11-26　右肱骨的肌肉附着处分布

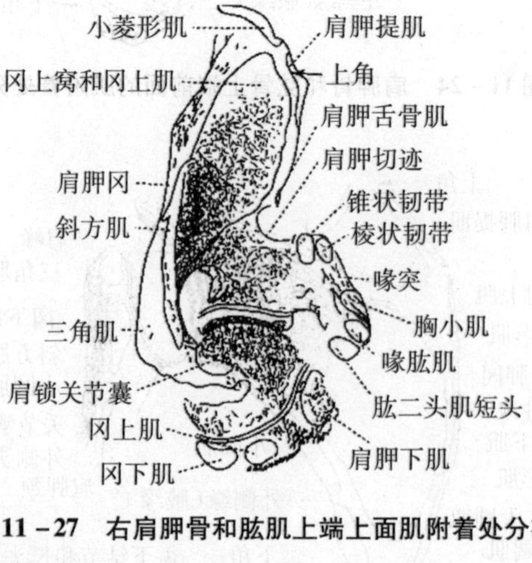

右肩胛骨图标注：

小菱形肌
冈上窝和冈上肌
肩胛冈
斜方肌
三角肌
肩锁关节囊
冈上肌
冈下肌

肩胛提肌
上角
肩胛舌骨肌
肩胛切迹
锥状韧带
棱状韧带
喙突
胸小肌
喙肱肌
肱二头肌短头
肩胛下肌

图 11-27　右肩胛骨和肱肌上端上面肌附着处分布

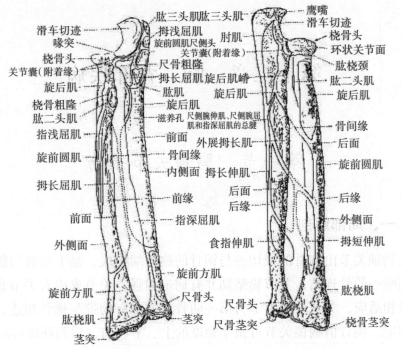

图 11-28　桡尺骨前面肌肉　图 11-29　桡尺骨后面肌肉
　　　　　附着处分布　　　　　　　　　　附着处分布

第十二章　胸、背部疾病

第一节　胸锁关节损伤

一、局部解剖

　　胸锁关节由胸骨的锁切迹与锁骨的胸骨端构成，是上肢骨与躯干骨之间唯一的骨连结，关节囊坚韧并有韧带加强，关节囊内有关节盘，使两骨相适应，关节外侧方下为第一肋骨，前端有韧带与锁骨相连，胸骨较固定。锁骨借胸锁关节可做小幅度的上、下、前、后和环转运动。

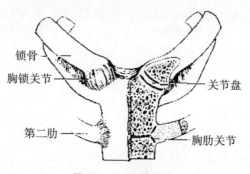

左侧标注：锁骨、胸锁关节、第二肋
右侧标注：关节盘、胸肋关节

图 12－1　胸锁关节

二、病因病理

　　（1）胸锁关节因其有韧带加强，一般不易劳损，临床上一般都是由暴力外伤或挑重物劳损而引起的非特异性非化脓炎性病变。当关节损伤而产生水肿、渗出，局部血运障碍，代谢产物不易排出刺激神经末梢痛觉感受器产生疼痛。

　　（2）肩关节的运动带动锁骨运动，使锁骨与胸骨切迹关节面产生摩擦，加重了渗出、水肿，甚至粘连，关节软骨面因摩擦刺激发生增生，引起关节软骨骨肿大。

（3）临床上关节疼痛一般 2～3 个月可消失，但关节面软骨肿大持续存在，有的病例病情时轻时重，反复发作可迁延数年之久。

三、临床表现

（1）胸锁关节因暴力损伤时关节部疼痛，关节肿大高出皮肤局部可呈红、紫色。

（2）多数病例急性期渗血机化后疼痛消失，又多因受凉而发作。

（3）关节逐渐肿大、隆起，肿块硬、压痛明显。

（4）锁骨活动时疼痛加重，多为单侧发病，也可两边关节同时患病。

四、诊断

（1）有外伤史或长期挑重物劳损史。

（2）胸锁关节压痛，关节隆起，活动锁骨时疼痛加重。

（3）X 线未见异常，病情长者也可见关节面模糊影。

五、治疗

1. 选点

a 点：关节面上下的阳性点。

b 点：关节下方略外侧的凹陷中（即关节囊的下部部位）。

2. 针具

选用小号圆利针。

3. 操作

患者仰卧，暴露治疗部位，常规消毒。

a 点：针尖向下垂直，通过结节点刺入关节囊内，留针 1～2 分钟出针。这样既达到了松解关节韧带的作用，又达到了松解关节囊的作用，减轻了关节内压。

b 点：针刺扇形面与锁骨平行，先将针向左右小角度刺入 0.5～0.8cm，达到针刺要求后将针退至皮下，后垂直刺入 0.5～0.8cm，达到要求后出针，用干棉球按压针眼 1～2 分钟，达到松解关节囊的作用。

　　[注] 本病好发于中年妇女，治疗上除以上针刺外，多配合刺络拔罐，共同达到对关节进行减张减压的作用，治疗后应加强保暖和避免挑重物。

第二节　剑突综合征

一、局部解剖

　　剑突位于胸骨柄下端，其形状像古代宝剑的尖部，剑突窄而薄，末端游离，剑突中部常有一孔。年幼时剑突为软骨，25 岁前胸骨三部仍呈分离状态，随着年龄的增加，到 40 岁以后骨性化增加，胸骨三部分才完全融合为一整骨，剑突的硬度增加、弹性降低。

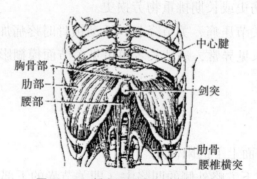

图 12-2　剑突深层肌肉附着处分布

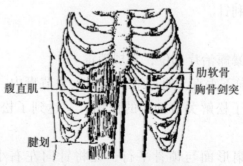

图 12-3　剑突浅层肌肉附着处分布

二、病因病理

（1）本病临床不是十分常见，发病年龄为中年以上。

（2）发病原因并不十分清楚，可能与中年后剑突的弹性降低、软骨的增生有关。

（3）剑突过长以及包绕剑突的骨膜及周围组织受刺激而发病，病理改变多为骨质钙化过度。

（4）外力的损伤也是其发病的原因，当外力作用于剑突时，引起局部的无菌性炎症反应，使剑突周围的软组织水肿、渗出、粘连等而产生症状。

（5）长期含胸低头工作，胸骨下沉，剑突外筋膜长期处于被牵拉的绷紧状态，血运较差，组织缺血、缺氧，发生变性，产生钙化。

三、临床表现

（1）发病年龄以中老年多见。

（2）以剑突部间歇性疼痛，短者持续数分钟，长者可达数日，疼痛偶可放射到心前区或肩、背，伴有胸闷、恶心等症状。

（3）挺胸深吸气可缓解，弯腰、含胸、饱食后加重。

四、诊断

（1）剑突部压痛可扪及痛性结节。

（2）按压剑突部可扪及弹响，而且出现弹响后患者症状略感缓解。

（3）挺胸深吸气疼痛胸闷缓解，含胸、弯腰、饱食后症状加重。

（4）心电图也可有变化或正常。

五、治疗

1. 选点

a 点：剑突尖部的阳性点（可有多个）。

b 点：剑突两侧肋软骨缘的阳性点。

2. 针具

选用小号圆利针。

3. 操作

患者仰卧，暴露治疗部位，常规消毒。

a点：以剑突为中心向痛性结节点呈放射状针刺1~2cm，达到要求后出针，用干棉球按压针眼1~2分钟。

b点：针尖方向斜向剑突，以45°角斜刺，针尖穿过结节点即可，如结节过大，应以3个方向的扇形刺为佳，达到要求后出针，用干棉球按压针眼1~2分钟。

［注］治疗后在剑突处进行刺络拔罐，以减轻剑突处的压力及肌紧张，拔罐也可起到活血化瘀的作用。

第三节　菱形肌劳损

一、局部解剖

大小菱形肌在肩胛提肌的下方，位于同一层，大菱形肌薄而阔，呈菱形，起自上位4个胸椎的棘突，向外下止于肩胛骨脊柱缘的全长。小菱形肌呈窄带状，起自下位二个颈椎的棘突，止于肩胛骨脊柱缘的上部。大小菱形肌之间以菲薄的蜂窝组织层间隔，大小菱形肌的功能是内收及内旋肩胛骨，并向上提肩胛骨，使之接近中线。

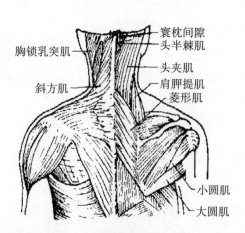

图12-4　菱形肌肌肉附着处分布

二、病因病理

（1）该病急性损伤常由于用力过猛或直接外伤所引起，如用肩扛抬重物，用力向前抛掷、举重等，使肩胛骨向外旋转。

（2）直接外力撞击，导致肌纤维断裂出血、水肿、渗出、粘连等一系列软伤症表现。

（3）慢性损伤多为积累性损伤，多因姿势不当引起，如长期在肩胛骨外旋位姿势下工作，使局部的肌肉痉挛，导致脊柱关节错位而造成交感神经损伤，是临床上自主神经功能紊乱的原因之一，椎小关节错位可引起周围软组织损伤而出现渗出水肿。

（4）脊神经根与交感神经一方面受到软组织的无菌性炎症的刺激，或因软组织粘连、深筋膜的牵张而受压迫，另一方面神经继发损害，导致自主神经功能紊乱而使其支配的脏器出现功能障碍，表现为心慌、气短、胸闷等症状。

三、临床表现

（1）上背部脊柱与肩胛骨内缘之间疼痛，为酸痛，后背沉重，如负重物感。

（2）翻身疼痛加剧，偶感胸闷、心慌，久坐时因疼痛而呈挺胸状。

四、诊断

（1）有急慢性劳损史。

（2）在脊柱与肩胛内侧缘的后背部疼痛，如负重物感。

（3）低头双手抱胸时疼痛加重，即菱形肌牵拉试验阳性。

（4）头后伸挺胸，双上肢后伸时疼痛，即菱形肌收缩试验阳性。

（5）在其起止点及中点可扪及痛性结节。

五、治疗

1. 选点

a 点：$C_6 \sim T_4$ 棘突的阳性点，一般在 C_6、C_7 棘突旁。

b点：在脊柱与肩胛骨内侧缘之间的阳性点。

c点：肩胛骨内侧缘处的阳性点。

2. 针具

选用小号圆利针。

3. 操作

患者俯卧，暴露治疗部位，常规消毒。

a点：针刺扇形面与脊柱垂直，先向上下以小角度斜刺1~2cm，达到针刺要求后将针退至皮下然后直刺1~2cm，达到要求后出针，用干棉球按压针眼1~2分钟。

b点：针刺方向与竖脊肌平行，将针在痛点上方1cm处进针，平刺2~3cm，使针尖穿过条索即可，达到要求后出针，用干棉球按压针眼1~2分钟。

c点：针刺扇形面与肩胛骨内侧缘垂直，先以小角度向上下斜刺1~2cm，达到针刺要求后将针退至皮下然后直刺1~2cm，达到要求后出针，用干棉球按压针眼1~2分钟。

［注］菱形肌劳损，临床十分常见，感受风寒湿邪可诱发，因其可引起上胸段交感神经功能紊乱，应与心脏病相鉴别。治疗后一般可配合局部梅花针叩刺，以达到活血的目的，也可配合刺络拔罐，改善局部的微循环障碍，减轻微血管的压力，疏通气血，达到治疗目的。

第四节　下后锯肌损伤

一、局部解剖

下后锯肌在腰部的上段和下4个肋骨的外侧面，起点位于T_{11}、T_{12}棘突及L_1、L_2棘突，止于下位4个肋骨外侧面。其作用是下降肋骨帮助呼气，受肋神经支配。

二、病因病理

当人体剧烈运动时，或突然地转身弯腰，和其他不协调的活动，使

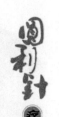
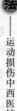

呼吸节律突然打乱，下后锯肌突然改变正常的伸缩，四条肌束带不能同步适应，有的处在收缩状态，有的处在舒张状态，这样就使收缩状态的肌肉损伤，而舒张状态的肌束会屈曲或卷折，甚至发生轻度移位，而产生软组织中一系列的症状。

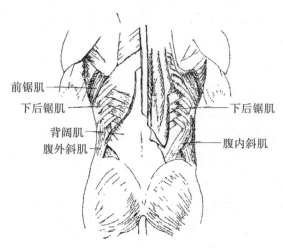

图 12 - 5　下后锯肌肌肉附着处分布

三、临床表现

（1）急性损伤，可出现肋部疼痛或剧烈疼痛，不敢深呼吸，强迫性气短，以至做翻身或上半身转身侧弯后伸动作时，病人往往需要憋气、暂停呼吸方可进行。

（2）慢性期患者肋部外侧疼痛，如果肌腱断裂，痛点在下后锯肌止点上，即下四条肋骨的外侧部。

（3）如果是屈曲卷折移位，慢性期痛点多在下后锯肌中段四条肌束上。

四、诊断

（1）有突发性肋外侧疼痛病史。

（2）在肌肉的起点、止点或中点处，可扪及痛性结节。

（3）深呼气时疼痛明显，患者咳嗽时疼痛加重或不敢咳嗽。

五、治疗

1. 选点

a 点：肌肉起点，在 4 个棘突上找阳性点。

b 点：肌肉中点的阳性点。

c 点：肌肉止点即下 4 条肋骨外侧阳性点。

2. 针具

选用小号圆利针。

3. 操作

患者俯卧，暴露治疗部位，常规消毒。

a 点：针刺扇形面与脊柱垂直，先以小角度分别向上下斜刺 1～2cm，达到针刺要求后将针退至皮下，然后直刺 1～2cm，达到要求后出针，用干棉球按压针眼 1～2 分钟。

b 点：针刺方向与脊柱平行，在条索前方 1cm 处进针，以不同角度扇形平刺，将针穿过条索，达到要求后出针，用干棉球按压针眼 1～2 分钟。

c 点：针刺方朝向肌束方向，将针向肌束方向斜刺入 1cm，达到要求后出针，用干棉球按压针眼 1～2 分钟。

第五节　腹外斜肌综合征

一、局部解剖

腹外斜肌位于腹部的浅层，以许多肌齿起自下方 8 个肋的外后面，与前锯肌背阔肌肌齿交错，肌束向下前内方伸展，其前部的肌纤维以宽阔、菲薄而坚韧的腱膜抵止于腹白线，参与构成腹直肌鞘及腹白线，腱膜下缘卷曲增厚构成腹肌沟韧带，其最后部的肌纤维几乎垂直向下抵止于髂嵴的前半部。腹外斜肌的作用是前屈、侧屈并向后旋躯干。

二、病因病理

（1）腹外斜肌的损伤一般为外伤引起，当人体躯干处于前屈位时，做内旋动作而损伤。

（2）人体频繁前屈旋转活动使腹外斜肋骨或髂嵴附着点发生劳损，由于应力集中起止点，所以当其损伤后出现微小血管的撕裂性出血、机化而粘连，使肌肉萎缩，而出现一系列软伤症状。

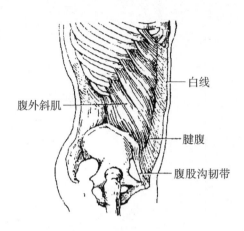

图12-6　腹外斜肌肌肉附着处分布

三、临床表现

（1）主要症状为疼痛，起点损伤患者多诉肋痛，止点损伤患者多诉腰痛。疼痛向腹股沟放射。

（2）肌肉损伤有时影响呼吸，腰部活动不便。

（3）单侧腹外斜肌病变时，病人多呈侧屈，躯干稍后旋姿势，双侧病变时肋骨常下降，腰部稍前凸位姿势。

四、诊断

（1）有外伤史。

（2）在下8肋腹外斜肌起点处疼痛，或可触及痛性结节，在止点髂嵴前部处疼痛或可扪及痛性结节或条索。

（3）肌肉抗阻试验（＋）：躯干抗阻前屈旋转时疼痛加重为阳性。

（4）肌肉牵拉试验（＋）：令病人侧屈，后伸旋转时，腹外斜肌被牵拉而产生疼痛加重为阳性。

五、治疗

1. 选点

a 点：下 8 肋的外后面的阳性点，一般痛点多位于 11 肋、12 肋。

b 点：季肋区挛缩的阳性点。

c 点：髂嵴的前半部痛性结节点，一般位于髂前上嵴前外唇，脊柱旁开 7~10cm 处。

2. 针具

选用小号圆利针。

3. 操作

患者侧卧，暴露治疗部位，常规消毒。

a 点：针尖斜向下穿过结节点即可，一般针刺 1~2cm，达到要求后出针，用干棉球按压针眼 1~2 分钟。

b 点：针尖与肌纤维走行方向平行，将针刺入痛性条索 2~3cm，达到要求后出针，用干棉球按压针眼 1~2 分钟。

c 点：针尖扇形面与肌肉垂直，先以小角度向左、右斜刺 2~3cm，达到针刺要求后将针退至皮下然后直刺 2~3cm，达到要求后出针，用干棉球按压针眼 1~2 分钟。

小　结

临床上胸背部的疾病相对比较少，因为胸背部的解剖结构相对比较稳定，整个胸背部由脊柱及肋骨组成，稳定性较好，另外软组织的运动范围没有如四肢的运动范围大，不易形成太多的劳损，所以本章只介绍了临床上较为常见的五个病。下面将一一叙述其各自的鉴别诊断要点。

1. 胸锁关节损伤

本病的诊断并不难，主要突出的特点为胸锁关节疼痛，并可见到因炎症而导致关节增生肿大，与健侧有明显的区别，此病应与胸锁乳突肌起点损伤相鉴别，胸锁乳突肌损伤，颈部活动受限、僵硬、转颈时疼痛，压痛点虽然也在锁骨胸骨端，但关节一般没有肿大的临床表现，临床上根据其症状及疼痛部位诊断并不难。

2. 剑突综合征

该病的临床表现与心脏病较为相似，发病年龄均为老年人，与心脏病一样，有胸前区疼痛，疼痛向心前区、肩、背放射，伴有胸闷、恶心等。与心脏病的不同点为，挺胸深呼吸气可缓解，弯腰含胸饱食后加重，剑突及剑突两侧肋缘可触及痛性结节。另外心电图可以帮助确诊，心脏病时有心电图的改变而该病则没有，临床上也有两种病同时存在的患者，应根据症状和体征加以区分，分别给予适当的治疗以免漏诊，给患者带来不必要的痛苦。

3. 菱形肌损伤

该病是大小菱形肌的长期积累性损伤，该病的诊断应与颈椎病 C_3、C_4 椎间孔狭窄引起的神经卡压症加以区别。两病的症状都有上背部脊柱与肩胛骨内缘之间疼痛，以及后背沉重。菱形肌损伤，在其起、止点上可扪及痛性结节点或条索状物，其病变部位在菱形肌本身，而颈椎病是因为颈椎的退行性改变，使 C_3、C_4 椎间孔变窄压迫了支配该肌肉的神经，所引起的菱形肌病变，病变部位在颈椎，当然颈椎病日久也会引起继发性菱形肌病变，在菱形肌上也可扪及痛性结节点和条索物，单靠手法检查有时很难区分，但是，X 光片可以很好地将两种病区分开来，这一点临床上应十分注意，一定要先确诊病位后治疗。

4. 下后锯肌损伤

临床上并不多见，该病有一特定的特征为：损伤多为急性伤，患者不敢深呼吸，在做上半身翻身，或侧弯后伸动作时有强迫气短症状。这一点应与腰大肌及腰方肌的急性损伤相鉴别，他们都有翻身强迫气短的症状。患者动作时十分小心，咳嗽时疼痛加重，但区别在于疼痛部位，下后锯肌损伤疼痛部位在肋部外侧疼痛，而腰大肌及腰方肌损伤疼痛部位在腰部，临床手法检查时遇到上述症状，应十分注意手法的触诊，通过触诊的压痛部位为临床确诊提供有力诊断依据。

5. 腹外斜肌损伤

临床上多为急性损伤，治疗时应与其他腰扭伤相区别，如棘上、棘间韧带急性扭伤，疼痛部位位于腰正中；竖脊肌扭伤疼痛部位在脊柱两侧，多位于膀胱经部位；腹外斜肌扭伤位于腰两侧，多在胆经部位疼痛。腹外斜肌慢性损伤，临床要与肾炎、肾结石、附件炎、肠炎相区别，内科病有其特定的实验室化验检查的特异性表现，而腹外斜肌损伤则正常。腹外斜肌后群肌肉损伤在髂嵴上距中线 7～10cm 处可触及痛性结节，前群肌肉损伤在下腹部外侧可触及痉挛的条索状物并压痛，区别起来较容易。

总之，对每一个软组织损伤性疾病，临床一定要根据其症状及体征加以诊断，对每一个症状的出现都要了解其发生的原因与机理，不能马虎，以免造成误诊或漏诊。

第十三章　腰、臀部疾病

第一节　腹直肌痉挛

一、局部解剖

腹直肌位于腹部中线两侧，是一对长带状肌，表面被腹直肌鞘包裹，起自耻骨嵴，向上止于剑突和第 5～7 肋软骨，腹直肌纤维被 3～4 条横行的腱划分隔，腱划与腹直肌鞘的前层紧密结合，具有保护、固定腹腔器官的作用，收缩时可使脊柱前屈、侧屈和旋转，同时可缩小腹腔、增加腹压、协助排便、呕吐、分娩。腹压增加还可使膈穹窿上升，协助呼气和咳嗽。

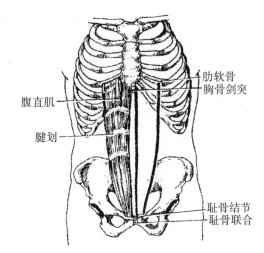

图 13－1　腹直肌肌肉附着处分布

（图中标注：肋软骨　胸骨剑突　腹直肌　腱划　耻骨结节　耻骨联合）

二、病因病理

（1）腹直肌痉挛临床不是十分常见，主要是由于腹部受凉引起局部血液循环特别是微循环发生障碍，导致肌肉缺血缺氧，肌肉发生痉挛而产生疼痛。

（2）腹部的暴力外伤损伤肌肉，使局部组织内出血、水肿、瘀血、吸收不良、机化不佳时产生粘连，当腹直肌收缩运动时，因瘢痕牵连而产生疼痛。

（3）在毫无准备的情况下，猛烈的腹直肌收缩，或过于负重而猛烈收缩肌肉（如负重仰卧起坐训练），部分肌纤维断裂、出血、水肿、粘连产生疼痛。

三、临床表现

（1）腹部疼痛，以脐周明显，呈阵发性发作。
（2）仰卧起坐时疼痛加重，或因疼痛而根本不能完成此动作。
（3）咳嗽等增加腹压时疼痛加重，热敷可缓解。

四、诊断

（1）有腹肌的外伤史，或运动劳损史。
（2）腹直肌的起点、中点或止点压痛，腹直肌可扪及肌紧张。
（3）肌肉收缩试验（＋）：即仰卧起坐时疼痛加重或不能完成此动作。
（4）肌肉牵拉试验（＋）：即站立位时腰部后伸，腹部挺向前，引起疼痛加重。

五、治疗

1. 选点

a 点：起点，耻骨嵴附着处阳性点。
b 点：脐周腹直肌肌紧张最明显处的阳性点。
c 点：剑突及 5～7 肋软骨的阳性点。

2. 针具

选用小号圆利针。

3. 操作

患者仰卧，暴露治疗部位，常规消毒。
a 点：针尖向上，针尖穿过阳性结节点，一般针刺 2～3cm，达到要求后出针，用干棉球按压针眼 1～2 分钟。
b 点：针刺扇形面与腹直肌垂直，先向腹直肌两头平刺 2～3cm，达到针刺要求后将针退至皮下，然后直刺 1～2cm，达到要求后出针，用干棉球按压针眼 1~2 分钟。

c 点：针尖向下，斜刺针尖穿过阳性点即可，一般针刺 1~2cm，达到要求后出针，用干棉球按压针眼 1~2 分钟。

第二节　第三腰椎横突综合征

一、局部解剖

腰三横突是由椎弓根与椎板会合处向外突出的骨性结构，位于腰椎生理前凸的顶点，其横突是腰椎中最长的，是腰背筋膜中层的附着点，相邻横突之间有横突间肌，横突尖端与棘突之间有横突棘肌，横突前侧有腰大肌及腰方肌，背侧有骶棘肌，腹内、外斜肌和腹横肌借腰背筋膜起于 $L_{1~4}$ 横突，有学者指出有神经后支、外侧支，也有从横突尖部通过的，从解剖上看第三腰椎横突位置

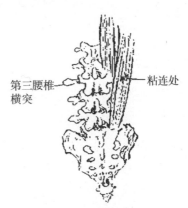

第三腰椎横突　　　　粘连处

图 13-2　第三腰椎横突与周围肌肉分布

深，是腰部应力最为集中的地方，在横突中所承受的应力也最大，与周围的肌肉筋膜韧带及部分肌肉有密切关系。

二、病因病理

（1）因第三腰椎横突是五节腰椎的中心，位于腰椎生理前凸的顶点，在腰部活动中起枢纽作用，是应力集中点。

（2）由于第三腰椎横突最长，上位 $L_{1~2}$ 椎体横突外侧有下部肋骨覆盖，$L_{4~5}$ 横突外侧有髂骨保护，只有第三腰椎横突孤居中部外侧，缺乏保护，所以横突肌肉附着点最易劳损。

三、临床表现

（1）横突劳损出现水肿、渗出的炎症反应，导致纤维化，粘连，使

附着其上的韧带及肌肉痉挛，产生疼痛。

（2）腰的中部单侧或双侧疼痛，腰僵硬不能弯，久坐久立疼痛加重，严重者行走困难，翻身困难。

（3）疼痛以晨起时为甚，活动后可缓解，劳作后又加重，疼痛可向大腿后外侧放射，但疼痛不超过膝盖。

（4）由于解剖上腹横肌，腹内、外斜肌借肋腰背筋膜起于 $L_{1\sim4}$ 椎横突，因此附着于横突上的软组织病变可影响这些腹壁组织而产生腹痛。这种腹痛是由腰部病变引起，所以又称腰源性腹痛，以第三腰椎横突引起最为常见。

四、诊断

（1）有腰部扭伤史或慢性劳损史。

（2）单侧或双侧发病，病程长并反复发作。

（3）一侧或两侧腰部酸痛，晨起或弯腰时疼痛加重，可向臀上皮神经分布区大腿的后外侧放射。

（4）患者不能久坐或弯腰，劳累后加重，休息后可减轻。

（5）横突尖端可扪及痛性结节。

五、治疗

1. 选点
横突尖端阳性点，一侧发病取一侧，双侧发病取两侧。

2. 针具
选用中号圆利针。

3. 操作
患者俯卧暴露治疗部位，常规消毒。

将针垂直刺入，达横突尖端后以此深度再加 0.5 cm 为针刺最高深度，然后以不同的方向向横突尖端四周呈扇形面来回针刺 3 针，达到要求后出针，用干棉球按压针眼 1~2 分钟，隔日 1 次。

第三节　腰肋韧带挫伤

一、局部解剖

腰背筋膜位于腰部的深处，可分3层：浅层较厚，位于背阔肌和下后锯肌的深侧面，髂棘肌的表面，向上与颈部深筋膜相连，向下附着在髂嵴和骶外侧；中层位于髂棘肌与腰方肌之间，髂棘肌的外侧缘与浅层筋膜融合而构成腹肌起始的腱膜，中层的筋膜的上部特别增厚的部分叫腰肋韧带，此韧带上止于第12肋背侧下缘，下附于髂嵴，内侧附于腰椎横突。功能是维持人体直立姿势的稳定。

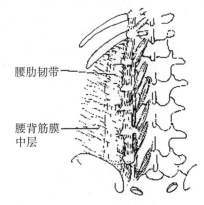

腰肋韧带

腰背筋膜中层

图13－3　腰肋韧带附着处分布

二、病因病理

（1）临床腰扭伤中最常见的是腰肋韧带损伤。腰部因无肋骨保护，活动范围最大，当人体在无准备情况下，不良的姿势动作，导致腰肋韧带受力不均匀，使部分纤维被过分牵拉，发生断裂，产生水肿，引起疼痛。

（2）因受凉及腰部肌肉的劳损，使腰部原有的稳定支撑力量部分减弱，腰肋韧带则承受过多的重力，而维持腰部结构的稳定处于紧张状态，久之则劳损。

（3）当侧弯或过度地牵拉时则腰肋韧带部分纤维断裂而产生症状。

三、临床表现

（1）腰部疼痛，腰部活动受限呈僵硬状态。

（2）患者常不能自行穿袜，腰部前屈疼痛加重或不能前屈。

（3）如双侧损伤，因保护性反射，病人步行呈鸭步。

四、诊断

（1）有劳损或外伤史。

（2）腰部疼痛活动受限，以前屈受限为主。

（3）$L_{3\sim4}$横突腰肋韧带附着处可触及痛性结节点，而临床上多数病人在12肋缘与脊柱组成的三角区内可触及团块状结节点并压痛。髂嵴距中线3~4cm处可扪及结节或条索点。

（4）拾物试验（＋）。

（5）X线一般无改变，病程长的患者可见髂嵴处为顶点的放射状肌肉透亮点。

五、治疗

1. 选点

a点：$L_{3,4}$横突尖的阳性点。

b点：髂嵴距中线3~4cm处的结节或条索点。

c点：第12肋背侧下缘阳性点。

2. 针具

a点：中号圆利针。

b点：小号圆利针。

3. 操作

患者俯卧，暴露治疗部位，常规消毒。

a点：操作同第三腰椎横突综合征。

b点：针尖向上斜刺，以针尖穿过结节点，一般斜刺1~2cm，达到要求后出针，用干棉球按压针眼1~2分钟。

c点：针刺扇形面与脊柱平行，先以小角度向左右平刺5~6cm，达到针刺要求后将针退至皮下，再向下平刺5~6cm，达到要求后出针，用干棉球按压针眼1~2分钟。

第四节　骶棘肌下段损伤

一、局部解剖

骶棘肌位于脊柱两侧的凸起部，是腰背部强有力的纵肌。起于骶嵴后部，骶骨后面。其纤维向上分为 3 列，外侧列止于肋骨，称为髂肋肌，中间列附于横突，向上达颞骨乳突，称最长肌，内侧列附于棘突称棘肌，其作用使脊柱后伸和维持脊柱的稳定性，受颈、胸及腰部的脊神经后支支配。

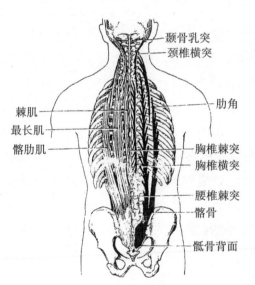

棘肌
最长肌
髂肋肌

颞骨乳突
颈椎横突

肋角

胸椎棘突
胸椎横突

腰椎棘突
髂骨

骶骨背面

图 13-4　骶棘肌肌肉附着处分布

二、病因病理

骶棘肌病变中以腰骶部分肌肉损伤最常见，多见于外侧列的髂肋肌和中间列的附着点腰椎横突的肌肉。

（1）腰椎是人体上下两个半部活动的主要受力部分，缺乏肋骨的保护，当腰椎前屈后伸活动时，腰骶部分的骶棘肌最易劳损，产生水肿、渗出，久而久之积累性损伤形成粘连，肌肉脱水硬化，严重时甚至骨化。

（2）暴力外伤也是临床损伤中常见的原因，当弯腰搬重物时，在腰椎没有充分准备的情况下，强行搬抬重物使肌纤维断裂拉伤，出现渗血，瘀血机化不良，使肌纤维形成粘连，产生疼痛。

三、临床表现

（1）疼痛：腰骶部疼痛以脊柱两侧为甚。

（2）功能受限：患者因肌肉损伤出现水肿，导致出现腰部前屈疼痛，有的患者甚至不能做弯腰动作。

四、诊断

（1）有暴力外伤史和劳损史。

（2）肌肉牵拉试验（＋）：向前弯腰，腰部疼痛及不能弯腰。

（3）肌肉抗阻试验（＋）：弯腰搬重物时，腰部疼痛加重或不敢搬重物。

（4）骶棘肌腰骶部可扪及痛性条索或结节，第 11 肋、12 肋尖端和腰 3 横突尖可扪及痛性结节。

（5）X 线片可正常或在骶棘肌腰骶部可示肌肉透亮度增加，此为肌肉钙化影（早期肌肉劳损后人体通过自身调节，将大量的钙质沉积在肌肉上，达到增加肌肉硬度的方法来增加其力量的一种表现）。

五、治疗

1. 选点

a 点：腰骶部的阳性点。

b 点：第三腰椎横突处的阳性点。

c 点：第 11 肋、12 肋尖端的阳性点。

2. 针具

选用中号圆利针。

3. 操作

患者俯卧位，暴露治疗部位，常规消毒。

a点：针尖向上斜刺，呈扇形面来回以不同角度针刺3针，针刺深度为3~5cm，达到要求后出针，用干棉球按压针眼1~2分钟。

b点：操作同第三腰椎横突综合征。

c点：操作同第三腰椎横突综合征。

第五节　腰大肌损伤

一、局部解剖

腰大肌位于腰椎的前面腹侧，起源于第12胸椎及全部腰椎侧面的横突根部，其纤维走向下外方，经腹股沟韧带深面，止于股骨小粗隆，此肌的作用是屈髋及外旋髋关节，其神经供应来自腰2、腰3、腰4脊神经，覆盖于腰大肌之前的筋膜称腰大肌筋膜，其内缘止于脊柱，外缘与腰方肌筋膜连续。

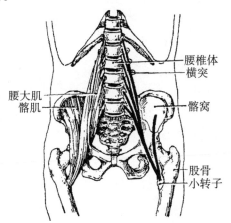

图 13 – 5　腰大肌肌肉附着处分布

二、病因病理

慢性劳损多继发于急性损伤之后，任何活动都是在中枢神经支配下由肌肉协调一致的收缩运动产生的，以下情况易发生腰大肌损伤。

（1）在没有思想准备的情况下，突然或意外地做某个动作，使腰部脊柱后侧肌肉没有收缩，而腰大肌肌纤维收缩的情况下，所受的力量过大或身体重心的偏移，其他肌肉没有很好地配合而损伤，产生水肿、渗出等一系列软伤症。

（2）在身体过度疲劳、情绪紧张的情况下进行劳作或运动，也可使其他肌肉与腰大肌的协调性不一致而产生肌肉损伤。

（3）对客观估计不足，如误认为一个装满重物的箱子是空的，弯腰抬搬时因腰大肌在无准备的情况下发生收缩产生肌肉损伤。

（4）有慢性腰痛的病人，或一些腰椎先天性畸形的病人，由于病变部分的肌纤维的"应激性"较高，轻微刺激就可发生收缩，故在做动作时产生腰大肌损伤的机会多。腰大肌损伤后肌肉水肿，炎性产物刺激引起腰痛。另外，炎性产物刺激腹膜使腹膜水肿继而刺激肠道产生腹痛。临床上称腰源性腹痛，引起腹泻等，甚至刺激盆腔引起妇科症状，有些男性患者，因炎症刺激阴部神经而产生阳痿，慢性损伤多为急性损伤之后，腰大肌因受伤产生粘连，肌肉缺血缺氧，在受凉或劳损情况下肌肉水肿，刺激胃肠道，产生腰源性腹痛。

三、临床表现

腰大肌损伤在临床上十分常见，腰部肌肉的损伤多为脊柱后侧的肌肉损伤。

（1）腰大肌损伤时多为急性损伤，患者腰痛，弯腰及腰部转动困难。

（2）病人往往因疼痛而不敢转腰，严重者腰部活动或行走时十分小心，往往憋气后才敢行走甚至不能行走。

（3）部分病人伴有腹痛、腹胀，咳嗽、打喷嚏等腹压增加时腰痛加重。

四、诊断

腰大肌损伤临床诊断较困难，因其病理复杂，临床上常被误诊为胃溃疡，胃肠道痉挛或胃肠功能紊乱等，也有误诊为胆道蛔虫或胆管痉挛、急慢性阑尾炎等，甚至被误诊为胰腺炎而剖腹检查。因此对每一个

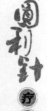
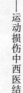

病人务必认真检查，正确诊断。

（1）有急性损伤史。

（2）患者腰痛，腰背部找不到压痛点，对一些消瘦的病人在下腹部髂骨窝区可存在深压痛，髋关节活动受限，在髋关节屈曲外旋位时，股骨小粗隆部有压痛，但无红肿体征。一般患者腰部有深在叩击痛，向腹部放射，部分患者伴有腹痛、腹胀，以劳累或按摩后加重。

（3）腰大肌收缩试验（＋）：患者仰卧起坐时疼痛加重，或因疼痛，患者根本不能完成此动作。

（4）伸髋肌神经牵拉试验（＋）：患肢外展、外旋试验时疼痛。

五、治疗

1. 选点

腰大肌起点较多，临床针刺不易选取，一般治疗时只选取腰大肌肌腹点和腰大肌止点。

a点：腰大肌肌腹处的阳性点（为了安全考虑我们多选在 L_3 横突尖以下）。

b点：腰大肌止点处的阳性点即股骨小粗隆点。

2. 针具

a点：选用大号圆利针。

b点：选用中号圆利针。

3. 操作

患者俯卧，暴露治疗部位，常规消毒。

a点：根据肾脏的体表投影，左肾下极相当于平第2腰椎，右肾下极相当于平第3腰椎，腰大肌肌腹位于脊柱的腹侧，腹侧针刺时易损伤肠道，综上考虑针刺点选在腰3横突以下，为进针部位。选取腰3以下叩击疼痛最明显点，常规消毒，针刺扇形面与身体矢状面平行，将圆利针以45°～60°角向下斜刺，当针尖达横突后，以此深度再向前进针1cm左右即可，如此以不同方向向下斜刺3针，当针感消失后即可出针，用干棉球按压针眼1～2分钟。

b点：患者取仰卧位，暴露治疗部位常规消毒，针刺方向与肌肉方向垂直，避开股动脉、股静脉及神经，在股骨小粗隆上以不同角度呈扇形面针刺3针，以手感觉到紧张的肌束松弛为针刺标准，达到针刺要求即可出针，用干棉球按压针眼1~2分钟。

第六节　髂腰韧带损伤

一、局部解剖

髂腰韧带为肥厚而坚韧的三角形韧带，起于第4、第5腰椎横突，呈放射状止于髂嵴的内唇后半，在骶棘肌的深面，髂腰韧带覆盖于盆面腰方肌筋膜的加厚部，内侧与横突间韧带和骶髂后短韧带相混，使腰5和髂骨连结更为稳定，可限制腰5的旋转、防止腰5在骶骨上朝前滑动，抵抗体重引起的重力。

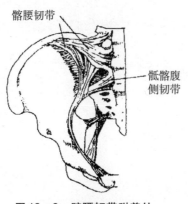

图13-6　髂腰韧带附着处
分布前面观

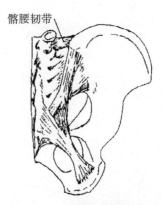

图13-7　髂腰韧带附着处
分布后面观

二、病因病理

（1）骶椎基本不活动，因此腰5椎处在活动与不活动的枢纽部位，腰部频繁的活动牵拉髂腰韧带，容易产生劳损。

（2）腰部在过度屈曲、扭转、侧屈的情况下负重引起髂腰韧带急性损伤。当髂腰韧带损伤后，炎性代谢产物和渗出水肿的刺激，使韧带痉挛，产生疼痛。

三、临床表现

（1）髂腰韧带损伤后在腰5两侧或一侧产生深在性疼痛。
（2）病人不能指出具体的痛点。
（3）腰部屈伸、侧屈旋转活动受限。
（4）搬抬重物时容易引起剧痛。

四、诊断

（1）有腰部的外伤史或劳损史。
（2）在髂腰韧带起点 L_4、L_5 腰椎横突外侧缘与髂骨嵴之间的髂腰角处有深在性压痛和叩击痛。
（3）髂腰韧带牵拉试验（＋）：患者正坐，向患侧背后转身，此时髂腰韧带被牵拉，产生疼痛加重。

五、治疗

1. 选点
a点：在 L_4、L_5 横突尖的阳性点，即髂腰韧带的起点。
b点：因韧带的止点被骨性组织遮隔，临床上根据选点原则，选取韧带的压痛点上，即在 L_4、L_5 横突与髂骨嵴之间的髂腰角处的阳性点。

2. 针具
均选用中号圆利针。

3. 操作
患者俯卧，暴露治疗部位，常规消毒。
a点：针刺方向垂直向下，如 L_3 横突样刺法针刺。
b点：将针在痛点的上方约 0.5cm 处进针，向下 45°角斜刺入髂腰韧带的骨盆侧，来回以不同的角度呈扇形面针刺 3 下，当针感消失时出针，用干棉球按压针眼 1～2 分钟。

第七节　棘上、棘间韧带损伤

一、局部解剖

棘上韧带为狭长韧带，起于第7颈椎棘突，向下沿棘突尖部止于骶中嵴，附着于所有胸腰椎棘突上；棘间韧带在棘上韧带下方，为连接相邻两椎棘突的韧带。此两条韧带有限制脊柱过度前屈的作用，当脊柱前屈时，棘上、棘间韧带受牵拉，其承受的张力最大，最容易被屈曲暴力所伤，以腰棘上韧带损伤多见。

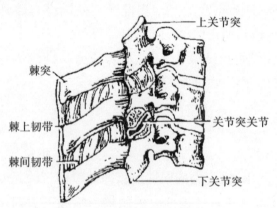

图 13 - 8　棘上、棘间韧带附着处分布

二、病因病理

（1）脊柱过度前屈时，韧带处在弯曲脊柱的凸面，棘上韧带负荷过大，故最易受损，如经常大幅度屈腰锻炼的武术体操运动员、杂技舞蹈演员等。

（2）频繁腰前屈活动的积累性损伤，由于不断的牵拉韧带即发生劳损性病变，因此，凡是从事长期弯腰工作的人都有不同程度的损伤。

（3）直接的暴力打击使棘上、棘间韧带直接损伤而发生病变。

三、临床表现

（1）患者在损伤处有明显的疼痛，以休息时减轻劳累或久坐时为重。

（2）脊柱前屈或后伸时疼痛加重。

（3）卧床时多取脊柱伸直位侧卧，行走时脊柱呈僵硬状态。

四、诊断

（1）有明显的外伤或劳损史。

（2）急性多为撕裂样、针刺样或刀割样剧痛，慢性多为酸痛，持续数日或数月，弯腰疼痛加重，可放射至棘突旁，休息后减轻。

（3）有明显压痛点，常固定在 1～2 个棘突，棘上韧带损伤压痛极为表浅，局限于棘突尖部，棘间韧带损伤压痛点在两棘突间，压痛不是十分明显，但有深在的胀痛。棘上、棘间韧带损伤的可在损伤部位触及胀大的棘突。

（4）腰部 X 线检查多无明显变化；少数可有骨质增生或脊柱畸形。

五、治疗

1. 选点

a 点：病变处棘突的阳性点。

b 点：相邻两棘突间的阳性点。

2. 针具

小号圆利针。

3. 操作

患者采取俯卧位，暴露病变部位，常规消毒。

a 点：先针尖沿棘突两侧紧贴棘突分别刺入 1～2cm，达到针刺要求后将针退至皮下再以 45°沿棘突尖向下方斜刺 1～2cm，达到针刺要求后出针，用干棉球按压针眼 1～2 分钟。

b 点：针刺扇形面与脊柱垂直，先分别以小角度向两侧针刺 1～2cm，达到针刺要求后将针退至皮下，然后再垂直进针1～2cm，达到针刺要求后出针，用干棉球按压针眼 1～2 分钟。

［注］此部位进针深度不可超过5cm，防止刺入脊髓腔。

第八节　腰椎间盘突出

一、局部解剖

腰椎脊柱呈生理性前凸，由 5 个腰椎、1 个骶椎和 2 个髂骨、椎间盘、韧带、关节囊、肌肉等相互组成。每个椎骨都由椎体、椎弓及椎弓上的上、下关节突、横韧带和棘突组成，椎体后缘与椎弓围成椎孔，椎骨连接起来的椎孔形成椎管，脊髓由椎管通过。

椎间盘前侧的纤维环与前纵韧带紧密相连，以加强其坚固性。椎间盘的后壁的纤维环与后纵韧带联系比较薄弱。因后纵韧带自第 1 腰椎平面开始逐渐变窄，至第 5 腰椎和第 1 骶椎平面时，仅余原来宽度的一半，也是髓核最易突出的部位。

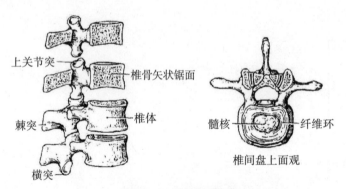

图 13-9　腰椎侧面观

椎间盘介于两个椎体之间，连接上下两个椎体，占脊柱总长度的 1/4，它是由软骨板、纤维环和髓核组成。椎间盘的发育在 20～25 岁时达到顶峰，25 岁以后椎间盘内的血管逐渐退化，其营养物质由软骨板的渗透作用供给。纤维环是坚韧的纤维软组织，它连接上下软骨板并与脊柱前、后纵韧带紧密相连，将髓核固缩于中央，在压力下椎间盘平均分散压力于纤维环，起吸收减震缓冲压力的作用。其在 20 岁左右缓冲压力作用最强，之后随着椎间盘内水分的退化减小，弹性减弱，作用也随之减弱。当人体腰椎附着的肌肉韧带劳损而力量减弱时，人体前屈后伸，左右旋转动作时，特别是负重时易发生椎间盘突出。

二、病因病理

（1）腰椎凸向前是应力的集会处，就躯干部整体而言，在负重时，位置越低所负重量越大，因此腰部尤其是下腰部承受的力量最大而最集中。另外，后纵韧带在下腰部仅余原来宽度的一半，支持力量也明显地减弱。以上原因，是导致下腰椎间盘突出的生理基础。

（2）椎间盘突出最重要的原因是脊椎的稳定性，它是受椎骨的解剖特点及其相互联系的各种韧带的制约和关节面的位置，棘突的形态与倾斜度，椎间盘的相对大小等因素的影响，当腰椎的以上关系发生偏移或劳损时，椎间盘内部受力不均，椎间盘内部物质被挤向一边，出现突出，甚至纤维环破裂，使相应的脊神经受到压迫产生坐骨神经的症状。

（3）临床上椎间盘突出以 L_4、L_5 最为常见，其次是 L_5、S_1 节段椎间盘突出和 L_3、L_4 椎间盘突出。

（4）椎间盘突出总的病理机制为突出的椎间盘组织直接压迫了神经根，或因其突出使局部产生水肿、渗出等炎症反应间接地压迫了神经根，产生相应的临床症状。

三、临床表现

（1）椎间盘突出常见有腰部疼痛，并向下肢放射：当 L_3、L_4 椎间盘突出时，腰痛和大腿的前侧疼痛但疼痛不过膝盖；当 L_4、L_5 椎间盘突出时，腰部疼痛和小腿的前侧及前外侧疼痛；当 L_5 ~ S_1 节椎间盘突出时，腰部疼痛和小腿的后侧疼痛；以上部位伴有发麻或烧灼等皮肤感觉，并伴有皮肤感觉障碍，疼痛呈间歇性发作，打喷嚏，用力大便及咳嗽等增加腹压动作时症状加重。

（2）多因转身或弯腰、受凉时诱发，休息后好转。

（3）腰部活动受限以前屈为甚。

（4）病人可有保护性脊柱侧弯，腰椎生理前凸减弱或消失，这是患者为了防止神经根受刺激而用改变体位来放松神经根的一种保护性侧弯，一般脊柱弯向健侧，也可弯向患侧。当椎间盘突出在受压神经根的内下方时，则弯向健侧；椎间盘突出在受压神经根的外上方时，则脊柱弯向患侧。

（5）腰椎间盘突出日久或严重突出时，伴有下肢肌肉无力或瘫痪，如 L_4、L_5 椎间盘突出使 L_5 神经麻痹可出现胫前肌、腓骨长肌、腓骨短肌、伸拇长肌麻痹或无力而使足下垂，L_5、S_1 椎间盘突出引起的 S_1 神经麻痹多出现小腿三头肌无力等症状。

（6）巨大的椎间盘突出至椎管压迫马尾神经，可出现双下肢放射痛、会阴区麻木、大小便失禁，女性有假性尿失禁，男性可出现阳痿等。

四、诊断

（1）有劳损史或腰部 4 次以上的扭伤史。

（2）腰臀部疼痛，伴坐骨神经走行部位疼痛麻木、肌肉运动无力、萎缩、反射减弱或消失。当 L_3、L_4 突出时，L_4 神经根受累，疼痛由腰臀部向大腿前外侧传导，伸膝无力，膝腱反射减弱或消失；L_4、L_5 椎间盘突出，L_5 神经根受累，疼痛由腰臀部向大腿后侧、小腿前侧和外侧放射，拇趾背伸无力，足背和拇趾麻木。$L_5 \sim S_1$ 节椎间盘突出时，S_1 神经根受累，疼痛由腰臀部向大腿和小腿的后侧放射至足跟外侧，足趾屈趾无力，外侧的 3 个足趾感觉麻木，跟腱反射减弱或消失。

（3）患者腰椎出现侧弯，行走拘谨，腰部活动受限，以前屈受限为主，患者弯腰通常不能达到 85°。腰椎间盘突出方的椎间隙因受压使相应的神经根也受压，疼痛沿神经走行方位放射。

（4）临床辅助检查阳性：①直腿抬高试验两腿相差 50% 或 50% 以上；②屈顶试验阳性，也称布氏颈征试验阳性；③仰卧挺腹试验阳性。

（5）其他检查：①X 线检查：腰椎间盘突出症时，正位片腰椎可见侧弯，左右椎间隙、不等宽，棘突偏歪等，X 线也可示正常。侧位片见腰椎生理曲度变直或呈反张，椎间隙变窄或呈前窄后宽状。椎间盘关节半脱位，严重或晚期者可见椎体前后缘骨质增生。②CT 检查可见椎间盘向后方弧形突出，使硬膜囊受压，侧隐窝前后径缩短等，以及椎管有无狭窄，CT 检查是诊断腰椎间盘突出症的主要手段之一。③MRI 检查时在 CT 的基础上增加了一个侧位的剖面图。可清楚地看到突出的大小及硬膜囊受压的情况，比 CT 检查更清楚、更精确。

五、治疗

根据椎间盘突出症，脊神经直接压迫或间接压迫这一病因，而采用综合治疗。

1. 选点

用圆利针疗法治疗腰椎间盘突出，有的医者认为中重度的椎间盘突出复位率为 0，疗效的取得只是神经根与椎间盘的位置发生了改变，使压迫关系得到缓解。根据这一理论，圆利针疗法治疗椎间盘突出选点如下：

a 点：突出的椎间盘上下两棘突连线的中点。

b 点：突出的椎间盘上下两棘突连线中点的侧方 2 ~ 2.5cm 点，即椎间孔的边缘点。

2. 针具

a 点：选用 28 号 3 寸的毫针（此点选圆利针刺入时因结构空间小，易引起疼痛，所以选用毫针）。

b 点：选用中号圆利针。

3. 操作

患者俯卧，暴露治疗部位，常规消毒。

a 点：将针柄偏向健侧 5°角刺入 3 寸，使患者出现闪电样发麻感为最佳。此时针尖穿过硬膜囊达到受压神经根的部位。

b 点：将针略向内上方斜刺 3 寸，病人下肢出现闪电样发麻感为最佳，此时针尖达椎间孔神经穿出处。

将 a、b 两针接通电麻仪，采用连续波，频率为每分钟 60 下，输出电量调至患者耐受量，目的是通过直流电的刺激使受压神经产生兴奋，随脉冲频率而产生跳动，达到松解和改变神经根与椎间盘之间的关系，使之产生移位达到治疗目的。这里面有双重的松解作用：一是连续频率的电流刺激神经，使神经产生相应的节律冲动，带动其所支配的肌肉产生收缩，肌肉的节律收缩又将神经牵动，则达到了松解的目的。二是圆利针在神经的出口处进行针刺，因其针体粗大，对局部形成挤压，肌肉及其软组织内部细胞结构发生调整，从而达到了消除张力，起到松解的作用。这样神经根在双重作用下，使神经根与椎间盘的位置关系发生改变，从而消除了其压迫关系，达到治疗目的。

［注］腰椎间盘突出症，临床上有相当多的医生会出现误诊，他们往往只依靠 CT 或 MRI 的检查结果来诊断，其实人体中有 30% 的正常人做 CT 或 MRI 检查也会有腰椎间盘突出。临床上引起腰腿痛的病症有腰骶部软组织损伤，如梨状肌炎、臀上皮神经损伤、腰 3 横突综合征等，诊断腰椎间盘突出时，一定要注重临床的 4 个手法检查，这样治疗起来才不会出错。

第九节　臀上皮神经卡压综合征

一、局部解剖

腰背部脊神经后支的外侧支向外下走行，其肌支支配骶棘肌，皮支下行至臀部称臀上皮神经。臀上皮神经来源于 $T_{11} \sim L_4$ 脊神经后支的外侧支，其中以 $T_{12} \sim L_3$ 脊神经为主，其穿出横突间韧带骨纤维孔之后，走行于 L_2、L_3、L_4 横突的背面，紧贴骨膜，经过横突间沟，穿过起于横突的肌肉至其背侧下行，在距离身体中线约 7cm 处，穿过髂嵴后部，分布于臀上部皮肤。

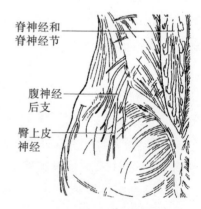

图 13 – 10　臀上皮神经走行分布

在这个部位，它穿越一个由上部腰背筋膜与下部髂嵴后缘所构成的骨纤维孔道，即"入臀点"。臀上皮神经进入臀部以后，继续在浅筋膜中走行，可达腘窝平面之上，分布于臀部外侧及大粗隆部皮肤，司该区的皮肤感觉功能。

二、病因病理

（1）腰部的重要肌肉骶棘肌和背阔肌，在运动过程中，承受力量很大易受损伤而痉挛，腰部深浅筋膜也易被拉伤，对臀上皮神经及其骨性纤维管道也被肌肉筋膜牵拉挤压，另外筋膜深部脂肪组织从该孔隙处向浅层疝出、嵌顿而引起臀上皮神经卡压，或固定臀上皮神经的骨性纤维管被周围的炎症侵蚀，使神经水肿增粗，出现腰臀部疼痛。

（2）根据解剖学研究及临床观察发现，臀上皮神经易受损伤主要是力学因素和其解剖学特点所造成的，尤其是静力学损伤因素多见。腰臀部肌肉在维持人体姿势方面发挥着重要的作用，长时间的肌肉紧张、痉挛可使筋膜增生肥厚，刺激摩擦臀上皮神经，如果局部有渗出则神经周围软组织张力更高，对神经的损伤也更重，相应的神经卡压症状则由此而产生。

三、临床表现

（1）患侧腰臀部尤其是臀部疼痛，呈刺痛、酸痛或撕裂样疼痛，且疼痛常持续发生，很少有间断。

（2）疼痛向大腿后侧腘窝处放射，疼痛一般不超过膝关节。

（3）主动或被动变换体位时及咳嗽时均可引起剧痛。

（4）一般疼痛部位较深，区域模糊没有明确的界限，并伴有麻木感。

（5）严重者，可见腰臀肌甚至下肢肌肉萎缩，有时能反射性地引起股内收肌紧张性痉挛或疼痛。

四、诊断

（1）大多数病人有腰部扭伤史或受风寒史。

（2）患侧臀部在距中线 10cm 以内，一般 7cm 左右，髂嵴下 2.5cm 以上部位可扪及痛性结节或条索，压之向大腿后侧放射。不少患者在 $L_1 \sim L_4$ 横突上，神经出筋膜处压痛，或者压此部位可使臀部、大腿部酸胀疼痛加重。

（3）患侧腰肌紧张，弯腰向健侧扭动可使臀部出现牵扯痛，对侧下肢直腿抬高受限，但无神经根刺激症，屈膝屈髋试验阳性。

五、治疗

1. 选点

a 点：$L_1 \sim L_4$ 横突上神经出筋膜处的阳性点。

b 点："入臀点"周围痛性结节条索的阳性点（即臀部距中线 10cm 以内，髂嵴下 2.5cm 以上部位的阳性点）。

2. 针具

a 点选用中号圆利针。

b 点选用小号圆利针。

3. 操作

患者俯卧暴露治疗部位，常规消毒。

a 点：针尖向下垂直达横突尖后向横突尖周围呈扇形面针刺 3 针，针刺深度以达横突尖为标准不超过 0.5cm，达到针刺要求后出针，用干棉球按压针眼 1 ~ 2 分钟。

b 点：针尖方向与条索方向一致，根据痛点的大小，将针在痛点周围呈扇形针刺，先以小角度向左右斜刺 2 ~ 3cm，达到针刺要求后将针退至皮下，然后直刺 2 ~ 3cm 达到针刺要求后出针，用干棉球按压针眼 1 ~ 2 分钟。

第十节　臀中皮神经卡压综合征

一、局部解剖

臀中皮神经由骶神经后外侧支组成。骶神经后外侧支自骶后孔穿出后，向外侧走行于骶髂后短韧带与多裂肌之间，在骶骨外侧缘处合成神经干，并向外下走行，跨越骶髂关节及骶髂后短韧带背面，穿经由骶髂后长韧带形成的韧带隧道。出隧道后臀中皮神经分 2 ~ 3 支，穿经臀大肌内侧缘浅出至皮下，支配臀区内侧部皮肤。

二、病因病理

（1）急慢性骶髂关节劳损是造成臀中皮神经卡压产生疼痛的主要原因。临床上骶髂韧带肌肉及筋膜的劳损，尤其是骶髂后长、短韧带劳损、退变时，其紧张度增加、痉挛使臀中皮神经在韧带隧道处受到卡压而产生骶臀部疼痛。

（2）局部劳损时，局部血运障碍，组织缺血缺氧，引起组织渗出炎性产物刺激神经而产生症状。

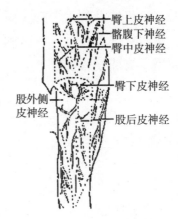

图13–11　臀中皮神经走行分布

三、临床表现

（1）臀部内侧及骶部疼痛，呈急性发作且疼痛剧烈。

（2）不会出现运动障碍，遇寒时加重，得热缓解，反复发作，病势缠绵。

（3）疼痛常无明确定位。

四、诊断

（1）有慢性或急性劳损史。

（2）臀骶部疼痛，运动无障碍。

（3）在骶髂关节中点外缘触及痛性结节或条索状物。

（4）骨盆挤压及分离试验阳性，此试验即局部的韧带筋膜的牵伸试验及收缩试验。

（5）X线检查正常。

五、治疗

1. 选点
骶髂关节中点外缘的阳性点。

2. 针具
选用小号圆利针。

3. 操作

患者俯卧暴露治疗部位，常规消毒。

将针沿条索走行方向进针，使针穿过结节或条索，以小角度呈扇形来回斜刺3针，一般针刺1～2.5cm左右，待针刺的酸胀感消失时出针，用干棉球按压针眼1～2分钟。

第十一节　臀下皮神经卡压综合征

一、局部解剖

臀下皮神经为最后两骶神经的后支，在多裂肌的深层没有分叉，其相互间连结并与第3骶神经后支及尾神经相结合形成襻，自此襻发出分支，分布于被盖在尾骨部的皮肤，尾神经的后支在骶管内与前支分开后，经骶骨管裂孔并穿过骶骨管下部的韧带外出。该神经的后支也不分叉，与最末骶神经后支相结合形成襻，然后自襻发出分支，分布于被盖在尾骨部的皮肤（如图13-11）。

二、病因病理

（1）臀下皮神经因其位于下臀部，当人体坐位或仰卧位时，骶尾部受压易对此处形成劳损，形成卡压。

（2）臀下皮神经缺乏神经纤维鞘的保护，且骶尾部的皮下脂肪、肌肉组织较薄，缓冲力差，一旦外伤局部皮下易出血，形成瘀血，机化不良则易形成瘢痕粘连，刺激或卡压皮神经末梢，产生局部顽固性持续性疼痛。

三、临床表现

（1）年轻患者多有局部外伤史，老年患者多有长期卧床史。

（2）骶尾部持续钝痛，有些患者的疼痛可向坐骨结节和会阴部放射，多数病人肛门胀痛。

（3）其压痛点位于尾骨两侧，有时在坐骨结节的周围也有痛性结节或条索状物。

四、诊断

（1）常根据病史和临床症状，体征诊断。

（2）X线检查可正常。

五、治疗

1. 选点

a 点：尾骨的两侧痛性结节或条索阳性点。

b 点：坐骨结节痛性结节或条索的阳性点。

2. 针具

a 点：选用小号圆利针。

b 点：选用中号圆利针。

3. 操作

患者俯卧暴露治疗部位，常规消毒。

a 点：将针垂直刺入结节后，以穿过结节为度，一般针刺深度为2~3cm，达到针刺要求后将针退至皮下沿条索走行方向斜刺2~3cm，当针刺酸胀感消失时出针，用干棉球按压针眼1~2分钟。

b 点：将针在痛性结节上以不同的小角度呈扇形针刺3针，针刺深度一般4~6cm，当针下酸胀感消失即可出针，用干棉球按压针眼1~2分钟。

第十二节　臀大肌损伤

一、局部解剖

臀大肌是臀部肌肉中最大而又表浅的一块肌肉，覆盖臀部的大部分，起于髂骨翼、臀面臀后线后方的骨面。髂嵴后分、骶骨尾骨背面及骶结节韧带上分，肌纤维非常粗大，平行向外下，大部分移行于髂胫束的深面，小部分止于股骨的臀肌粗隆。臀大肌的功能是后伸股和外旋大腿，是髋关节伸展的主要肌肉。

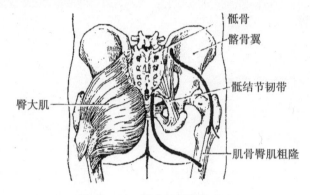

图 13 – 12　臀大肌附着处分布

二、病因病理

（1）臀大肌是臀部最外侧最表浅的肌肉，因此打击、碰撞、外伤很容易损伤臀大肌，特别是跌倒时臀部着地，肌肉产生损伤，继而出现出血、渗出、粘连等一系列软伤症状。

（2）臀肌对维持人体直立姿势有很大的作用，因此常规站立位工作会使臀肌劳损。

（3）坐位工作的人如司机、打字员及机关职员，由于臀大肌长期处于紧张状态，臀肌受自身体重的压迫，使血液循环不良，比较容易产生软组织损伤。

三、临床表现

（1）臀部酸胀疼痛，以久坐及久站时为重，休息后减轻，很少有撕裂样痛。

（2）病人不能久坐，久坐后站立困难。

（3）多数病人疼痛可沿下肢外侧放射，甚至无法取患侧卧位，翻身困难。

四、诊断

（1）有外伤史或久立久坐工作劳损史。

（2）臀部胀痛，向下肢外侧方向放射。

（3）髂后上棘外侧缘可触及痛性结节或条索。

（4）肌肉抗阻试验（＋）、髋关节抗阻力后伸可引发或加重疼痛。

（5）肌肉牵拉试验（＋）：患者仰卧，屈膝屈髋将膝关节向对侧腹部靠拢时，臀部肌肉被牵拉而产生疼痛。

五、治疗

1. 选点

a 点：臀大肌起点处的阳性点（髂后上棘外侧缘的痛性结节点或条索点。一般有 2 ~ 3 处之多）。

b 点：臀大肌肌腹上的阳性点。

c 点：臀大肌的止点，髂胫束的深面后侧缘的阳性条索点。

2. 针具

a 点：选用中号圆利针。

b 点：选用中号圆利针。

c 点：选用大号圆利针。

3. 操作

患者俯卧暴露治疗部位，常规消毒。

a 点：针刺方向与臀大肌走行方向一致，以针尖穿过结节点或条索点为度，当针感消失时出针，用干棉球按压针眼 1 ~ 2 分钟。

b 点：在痛点或条索中点进针，先将针向臀大肌起止点方向分别斜刺 2 ~ 3cm，达到针刺要求后将针退至皮下，然后将针垂直刺入 2 ~ 3cm，当针感消失时出针，用干棉球按压针眼 1 ~ 2 分钟。

c 点：针刺方向朝向臀大肌肌腹，针刺深度为 7 ~ 10cm 左右，以针穿过条索点为度，当针感消失时出针，用干棉球按压针眼 1 ~ 2 分钟。

第十三节　臀中肌损伤

一、局部解剖

臀中肌为臀部的中层肌肉，起于髂骨翼外面，髂嵴外唇和阔筋膜背面，成一扁平扇形肌束，斜向外下，集中为一肌腱而止于股骨大转子尖端的上面和外侧面，其前部为阔筋膜张肌所覆盖，后下部分为臀大肌所覆盖，下缘与梨状肌紧密相邻，其深面有臀小肌，该肌受臀上皮神经支配，为髋关节的外展肌。主要功能使大腿外展，前部纤维可使髋内旋，后部纤维可使髂外旋，单足站立时对固定骨盆起重要作用。

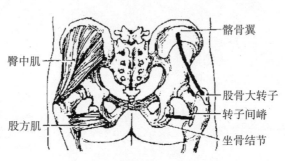

图 13 - 13　臀中肌肌肉附着处分布

二、病因病理

（1）日常生活中，躯体的活动如行走、下蹲、弯腰等动作，臀中肌都起着重要的作用。因其解剖位置的特点，损伤多见于突然猛烈地外展大腿时，肌肉未能协调一致，而使肌纤维和筋膜损伤，导致出血、渗出、水肿等一系列软伤症。

（2）长期地维持某些特殊的工作姿势或动作，而导致臀中肌长期处于负重痉挛状态，久之则产生积累性损伤。

（3）长期卧床的患者，特别是侧卧位，易导致臀中肌受压，局部缺血缺氧，肌纤维损伤。

（4）当受风寒刺激时，局部肌纤维因寒冷而收缩，上述症状更加严重，继而诱发臀中肌损伤并使症状加重。

（5）当臀中肌损伤时，导致炎性反应，使局部发生粘连，可使邻近的臀上皮神经受到刺激、压迫或炎症直接刺激邻近的臀上皮神经，而出现向下肢放射性痛的臀上皮神经损伤症状。

三、临床表现

（1）急慢性发病，腰臀部酸胀不适，疼痛多位于腰臀部的外上方，急性者多疼痛剧烈，拒按，伴有活动障碍。

（2）疼痛向下肢放射，站立过久或行走过长，可使上述症状加剧。

（3）也有相当部分患者，无局部症状，仅表现为患侧小腿、踝关节、足部的疼痛，酸胀不适感，甚至小腿发凉、发木、抽筋等现象，活动可减轻。

四、诊断

（1）有外伤史或劳损史。

（2）不明原因的患侧小腿、踝关节、足部有疼痛酸胀不适、抽筋等现象。局部无明显压痛，常规治疗效果不佳。

（3）在臀中肌起始部位可扪及痛性结节或条索状物，并向下肢放射。

（4）肌肉收缩试验（＋）：患肢单腿站立或大腿用力外展时症状加重。

（5）肌肉牵拉试验（＋）：患者仰卧，屈膝屈髋，内收大腿时症状加重。

五、治疗

1. 选点

a 点：在臀中肌起始部的阳性点。

b 点：臀中肌肌腹部的阳性点。

c 点：臀中肌止点处的阳性点（股骨大转子尖端的上面及外侧面的肌腱紧张部位即是治疗点）。

2. 针具

a 点和 b 点：选用中号圆利针。

c 点：选用小号圆利针。

3. 操作

患者侧卧位，患侧在上，患侧下肢屈膝屈髋，健侧下肢伸直位，暴露治疗部位，常规消毒。

a 点：针尖向臀中肌走行方向斜刺，将针在痛性结节点上以不同的角度来回针刺3针，以针尖穿过结节点或条索点为度，一般针刺深度为4～6cm，针感消失时出针，用干棉球按压针眼1～2分钟。

b点：在臀中肌肌腹上，先向两侧起止点斜刺4～6cm，达到针刺要求后，将针退至皮下直刺4～5cm，当针感消失后出针，用干棉球按压针眼1～2分钟。

c点：将针尖沿肌纤维走行方向斜刺，在肌腱上以不同角度呈扇形面来回针刺3针，针刺深度一般为3cm左右，当针感消失后出针，用干棉球按压针眼1～2分钟。

第十四节　臀小肌损伤

一、局部解剖

臀小肌位于臀中肌的深面，为臀部最深层的肌肉，起于臀前线下方，髋臼上方的髋骨骨面，向外下集成扁腱，止于大转子前缘及外上部，与臀中肌共同从上面覆盖髋关节，受第4腰椎至第1骶椎脊髓节段的臀上皮神经支配，臀小肌对髋臼的稳定性起极为重要的作用。它与臀中肌一起使大腿和髋关节处于外展位，两肌的前部纤维能使大腿屈曲和旋内，两肌的后部纤维主要是使大腿伸展和旋外。臀中、臀小肌一侧收缩使骨盆向同侧倾，两肌的两侧前部肌纤维收缩，使骨盆前倾，后部肌纤维收缩使骨盆后倾。

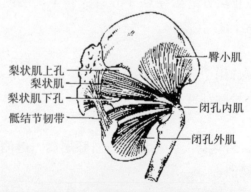

图13-14　臀小肌肌肉附着处分布

二、病因病理

（1）由于髋关节运动功能复杂，有3个运动轴即前屈、后伸，内旋、外旋，内收、外展等，髋关节在伸直、内旋时，因骨性解剖关系发生交锁，仅在半脱位下解除，所以易发生肌肉的损伤。

（2）髋臼呈倒置的环形，约占球面2/3，当髋关节在做联合运动时，因参与肌肉在没有准备的情况下出现收缩不协调而产生损伤，发生水肿、渗出、粘连等软组织损伤症状。

三、临床症状

臀小肌损伤并非少见，以中年女性多见，以前只以为是髂胫束或臀大肌肌腱病变，诊断上不明确。

臀小肌损伤临床表现如下：

（1）患者出现臀部疼痛。

（2）髋关节有弹响及疼痛，并向下肢放射，引起下肢运动受限。

（3）下蹲及下肢外展时疼痛为甚。

四、诊断

（1）有外伤史或长期的劳损史。

（2）臀部在臀小肌前外侧肌腹和起点髂前上嵴后侧缘处，可扪及深在的痛性结节或条索状物。

（3）肌肉牵拉试验（＋）：患者仰卧屈膝屈髋，将膝关节向对侧腹部靠拢，即髋关节处于内收位，此时臀小肌处于牵伸位而产生疼痛即为阳性。

（4）肌肉收缩试验（＋）：下肢下蹲或外展时臀小肌处于收缩状态，产生疼痛即为阳性。

五、治疗

1. 选点

a点：臀小肌起点处的阳性点（即髂前上嵴后侧缘深在的痛性结节

或条索状物）。

b 点：臀小肌的肌腹处的阳性点，一般在臀小肌前外侧肌腹的痛性结节或条索状点。

c 点：臀小肌止点处的阳性点（即股骨大转子前缘及外上部的紧张肌腱附着点）。

2. 针具

a、b 两点选用中号圆利针或大号圆利针。

c 点选用中号圆利针。

3. 操作

患者侧卧位，患侧在上，患侧下肢屈膝屈髋，健侧下肢伸直位，暴露治疗部位，常规消毒。

a 点：针刺方向沿臀小肌肌纤维走行方向，使针穿过痛性结节或条索即可，当针感消失时出针，用干棉球按压针眼 1～2 分钟，因为臀小肌肌块较小，此时一般只刺一针，不作扇形针刺。

b 点：针刺扇形面与臀小肌肌纤维垂直，分别向臀小肌起止点方向斜刺，以针穿过肌腹为度，达到针刺要求后将针退至皮下垂直刺入痛性结节点或条索点，针感消失时出针，用干棉球按压针眼 1～2 分钟。

c 点：将针沿肌腱方向以不同的角度呈扇形面在其附着点周围来回针刺 3 针，针刺深度为 4～6cm，当感觉紧张痉挛的肌腱平复、条索缓解时出针，用干棉球按压针眼 1～2 分钟。

第十五节　梨状肌炎

一、局部解剖

梨状肌大部起自第 2、3、4 骶椎前孔侧方的骨盆面上，通过坐骨大孔，出骨盆进入臀部，处于股骨大粗隆与坐骨结节之间，以狭细的肌腱止于股骨大粗隆尖，形如梨状，其内宽外窄，几乎完全充满坐骨大孔，梨状肌将坐骨大孔分隔为两部分，即梨状肌上、下二孔。梨状肌上孔有臀上皮神经及臀上动、静脉通过，而梨状肌下孔有坐骨神经、股后皮神经、臀下神经、阴部神经及臀下动、静脉通过。其中坐骨神经最有临床意义，该肌由第1、2骶神经支配，功能主要为髋关节伸展时外旋髋，当髋关节屈曲时外展髋，与上、下孖肌一同发挥作用。

二、病因病理

（1）下肢的屈伸、展、旋任何活动对梨状肌均有影响，因此当极度的髋关节外旋外旋等急性扭伤，极易损伤梨状肌，突然由蹲位站起时，因各肌肉协调不一致也易损伤梨状肌，另外臀部的外伤也可直接或间接导致梨状肌损伤。

（2）慢性的劳损或感受风寒湿邪：如骶髂关节劳损，炎症波及梨状肌起点，使梨状肌发生水肿、渗出、粘连等一系列软伤症。

（3）梨状肌反复受到损伤后，由于肿胀、肥大、变性、增生，甚至持续挛缩，肌块体积相对增大，在通过坐骨大孔处则压迫周围血管神经的功能而发病。

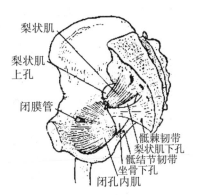

图 13－15 梨状肌肌肉附着处
分布前面观

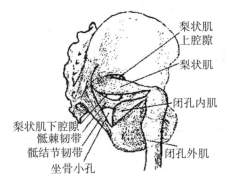

图 13－16 梨状肌肌肉附着处
分布后面观

三、临床表现

（1）起病可急可缓，病人主诉臀部疼痛，一般在臀中部位相当于梨状肌投影部位，并向髋部与大腿后侧、小腿后外侧直至足趾放射，以劳累后加重。

（2）约75%的病人有间歇性跛行，休息后减轻，有时疼痛向阴部放射，会阴部坠胀感，阴囊、睾丸抽痛，阳痿，排便异常等。

（3）有些患者可出现患肢发紧、发凉等症状。

（4）大小便、咳嗽等增加腹压的动作可诱发患肢疼痛加重，或窜痛加重。

四、诊断

（1）有外伤史及慢性劳损史。

（2）臀部疼痛向下肢放射痛，伴有发麻，病程长者可见臀部及小腿肌肉萎缩。

（3）触诊有梨状肌紧张、增厚、压痛，偶尔感到部分肌束呈条索状隆起，臀点、腘窝点等坐骨神经径路常有显著的压痛，但腰部一般无压痛。

（4）直腿抬高试验：令病人仰卧，患肢抬高 30°～60°时逐渐加重，而抬高超过 60°后，疼痛反而减轻。此外，亦常见小腿外侧皮肤感觉过敏或减退及跟腱反射改变等。

（5）肌肉牵拉试验（＋）即梨状肌紧张试验（＋）。

五、治疗

1. 选点

a 点：梨状肌的起点因解剖的关系选取不易，临床上只要找准梨状肌肌腹点处的阳性点即可。患者侧卧位，患肢在上，健肢在下，将患肢屈膝屈髋 90°位，健肢呈伸直位，以髂前上棘与股骨大转子连线为一底边，作一等腰三角形，三角形的顶点即是臀部的梨状肌投影点，也是最为常见的压痛点。多数患者此处可触及肿大的痉挛的梨状肌肌腹。

b 点：梨状肌的止点处的阳性点即股骨大转子的尖端。

2. 针具

a 点选用大号圆利针。

b 点选用中号圆利针。

3. 操作

患者取 a 点时的体位，暴露治疗部位，常规消毒。

a点：针刺方向与梨状肌垂直，针刺扇形面与梨状肌垂直，先向梨状肌垂直针刺一针，达到针刺要求后将针退至皮下，向梨状肌肌腹的两侧斜刺，达到针刺要求后将针退至皮下，然后将针调整使针刺扇形面与梨状肌平行，先沿梨状肌起止点方向斜刺，达到针刺要求后出针，用干棉球按压针眼1~2分钟。针刺方法如针灸中的扬刺法，即梨状肌肌腹的上、下、左、右、中均针刺，当针感消失后出针。

b点：将针沿梨状肌肌腱方向以不同的角度呈扇形面针刺3针，当针感消失后出针，用干棉球按压针眼1~2分钟。

第十六节　骶结节韧带综合征

一、局部解剖

骶结节韧带和骶棘韧带构成梨状肌下孔内侧壁，其外侧为坐骨神经及坐骨神经滋养血管，下方有阴部血管及神经通过。骶结节韧带为骶骨与髂骨之间的连结，起自坐骨结节内面，呈扇形扩展而附着于骶骨及尾骨侧缘的全长。骶棘韧带也是骶骨与髂骨之间的连结，它位于骶结节韧带的前方，自坐骨棘起始与骶结节韧带交叉，止于骶骨前侧缘。这二条韧带的作用是使骶骨牢固地组成骨盆后壁。

二、病因病理

（1）局部的外伤、劳损及寒冷的持续刺激，可使韧带纤维组织发炎，表现为局部组织水肿、渗出，及大量的纤维蛋白析出，后期逐渐形成粘连，引起骶尾部疼痛。

（2）当骶结节韧带及骶棘韧带发生劳损后除引起骶尾部深处的疼痛外，炎性产物及代谢产物对骶丛神经的刺激，也可引起下肢疼痛和会阴区不适感、阳痿等。

（3）按摩手法过重也是引起疼痛的原因，当医者手法刺激过大引起韧带及临近组织水肿、渗出，继而出现一系列的软组织损伤症状。

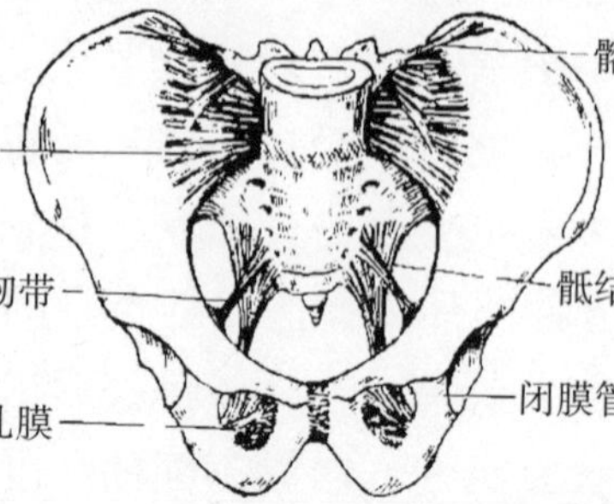
髂腰韧带
骶髂前韧带
骶棘韧带
骶结节韧带
闭孔膜
闭膜管

图 13－17　骶结节附着处分布前面观

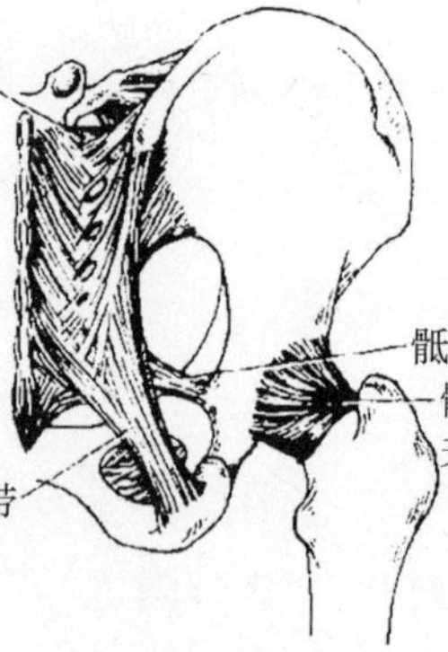
骶髂骨间韧带
骶棘韧带
髋关节
关节囊
骶结节韧带

图 13－18　骶结节附着处分布后面观

三、临床表现

（1）骶结节韧带劳损临床十分常见，多数被误诊为腰椎间盘突出症，其表现为骶尾部疼痛，沿坐骨神经走行方向放射，并伴有坐骨神经支配的股后、小腿前后及足部诸肌群的运动障碍和小腿外侧、足底和足前部的感觉障碍。

（2）严重者甚至出现大、小腿的肌萎缩、肌无力、足下垂等坐骨神经损伤综合征。

（3）骶棘韧带损伤时，因其炎症也会刺激骶丛的阴部神经，所以引起会阴区不适，排尿异常，甚至严重者引起阳痿、早泄等现象。

（4）患者骶结节韧带在臀部的投影区压痛，可扪及痉挛的韧带条索（双手做左右骶结节韧带对比按压时最为明显）。

四、诊断

（1）骶部有慢性劳损或受伤、受凉史。

（2）病人不能患侧臀部坐位。

（3）在坐骨结节与骶骨下部之间可扪及明显压痛，并向下肢放射。

（4）骶棘韧带因其位置较深，在骶尾背侧找不到痛点，但肛门指诊时，在骶尾骨前面可扪及明显的条索样阳性物，并有明显压痛。

五、治疗

1. 选点

a 点：位于坐骨结节的阳性点。

b 点：坐骨结节与骶尾骨下段之间的阳性点。

c 点：位于骶尾骨下段的阳性点。

2. 针具

a 点选用中号圆利针。

b 点选用大号圆利针。

c 点选用中号圆利针。

3. 操作

患者俯卧暴露治疗部位，局部常规消毒。

a 点：针尖略向内斜，在阳性点上呈扇形面来回针刺 3 下，针刺深度为 3～4cm（针刺时针尖紧贴坐骨结节内侧缘），当针下酸胀感消失时出针，用干棉球按压针眼 1～2 分钟。

b 点：针刺扇形面与骶结节韧带垂直，先沿韧带的起止点分别斜刺后将针退至皮下再垂直刺入，一般针刺深度为 10～13cm，针尖穿过韧带，当针感消失出针，用干棉球按压针眼 1～2 分钟。

c 点：针尖方向略向外侧以扇形面斜刺 3 针，针刺深度为 3～4cm，以针尖穿过结节点即可，当针下酸胀感消失时出针，用干棉球按压针眼 1～2 分钟。

［注］本病经临床观察在引起坐骨神经痛病例中占有相当的一部分，临床医生常常误诊为椎间盘突出或梨状肌综合征，梨状肌的压痛点在梨

状肌投影处即相当于环跳穴，椎间盘突出压痛点在腰椎横突之间，临床应加以区别，只有诊断准确才是提高疗效的关键。

小 结

腰臀部疾病，临床上十分常见，因腰部没有肋骨的保护，又是人体弯腰负重的主要枢纽，易造成劳损，臀部因其肌肉韧带构造复杂以及骨盆的特殊构造给通过它的坐骨神经造成威胁，髋关节的运动性损伤，必然导致臀部肌肉的劳损，发生炎性反应，其炎性反应常累及坐骨神经，产生坐骨神经症状，这一点常常与腰椎间盘突出相混淆。下面将其中各病的鉴别要点叙述如下：

1. 腹直肌痉挛与急性肠炎、急性阑尾炎的鉴别

腹直肌痉挛主要表现为腹部阵发性疼痛，应与急性肠炎、急性阑尾炎相鉴别，急性肠炎除腹痛外，多伴有肠鸣音增强、白细胞升高、体温升高、腹泻等症状；急性阑尾炎的腹痛早期为满腹疼痛或游走性脐周疼痛，麦氏点压痛、反跳痛及肌紧张，后期疼痛为右下腹疼痛伴有白细胞的升高、体温升高等。腹直肌痉挛的疼痛也有其特点，不伴白细胞升高及体温升高症状，主要的鉴别点为腹部可扪及痉挛的痛性腹直肌肌腹，仰卧起坐时疼痛加剧或不能完成仰卧起坐的动作。

2. 常见腰部疼痛疾病的鉴别

有 L_3 横突综合征，腰肋韧带挫伤，骶棘肌下段损伤，腰大肌损伤，棘上、棘间韧带损伤，髂腰韧带损伤等，他们各自虽然都有腰部的急慢性劳损史以及劳累后加重、休息后减轻的共同点，但各自有其突出的诊断要点，L_3 横突综合征表现为 L_3 横突尖有明显的压痛以及扪及肿大的结节。腰肋韧带挫伤多为急性的腰扭伤，表现为明显的腰部活动受限以弯腰为甚，在腰部脊柱两侧可触及深在的压痛，多以 12 肋下缘背面可扪及团块状结节；骶棘肌下段损伤的部位多位于髂嵴的高点上，其压痛点较腰肋韧带挫伤的压痛点浅显，在髂嵴的交点上可扪及较硬的痛性结节，X 线检查一般正常，也有少数劳损日久的患者在髂嵴的内侧面上可见手电光样的向上照射的透亮区（这是由于肌肉劳损日久、肌力较弱，机体为了加强其肌肉的力量将身体的钙调集于此，增加肌肉硬度，从而

增强其肌力的代偿性反应）。腰3横突综合征、腰肋韧带挫伤、骶棘肌下段损伤，这3个病在第三腰椎横突上都有不同程度的压痛。临床上不容易区别，只有通过有效的触诊，找出其他的压痛点及痉挛的肌肉韧带走行方向来加以辨别。在腰扭伤中以腰大肌损伤临床上较少见，腰大肌损伤病人腰部几乎摸不到压痛点，但咳嗽增加腹压时腰痛明显，同时伴有腰部叩击痛，这一点是与腰突症的主要区别点。

腰大肌损伤及腰3横突综合征均可引起腹痛，这一点要与内科腹痛相区别。腰源性腹痛没有白细胞增高及体温升高症状。这一点是与内科腹痛相区别的主要鉴别点，另外，第三腰椎横突综合征，腰大肌损伤的腹痛区别应根据其各自的临床症状来加以诊断，否则不能做出正确的治疗。

髂腰韧带损伤，与腰大肌损伤一样，腰部疼痛但病人不能明确指出疼痛的部位，但腰大肌损伤的部位位置偏上，髂腰韧带损伤的疼痛部位位于下腰部，腰大肌损伤者咳嗽等增加腹压的动作会引起深在的腰部疼痛，对病程较长、病情较重者甚至会引起腹泻、阳痿等症状（机理为肿大的肌肉及其炎症对局部邻近的神经及组织形成刺激所致），腰大肌损伤疼痛向下肢放射不超过膝关节，而髂腰韧带损伤疼痛向下肢放射可达足下。

棘上、棘间韧带损伤的鉴别临床上最容易区分，他们的疼痛部位都位于人体脊柱正中，棘上韧带在棘突上可触及肿胀的痛性结节点；棘间韧带损伤则为深在的压痛，用手不能直接触及阳性结节点。

3. 引起坐骨神经卡压的疾病的鉴别

腰椎间盘突出、髂腰韧带损伤、梨状肌炎、臀中肌损伤、臀大肌损伤、骶结节韧带劳损，临床鉴别：腰椎间盘突出根据神经的发出部位及支配肌肉的功能状态来确诊，如 L_3、L_4 椎间盘突出表现腰痛，大腿前侧麻痛，检查 L_3、L_4 椎间盘突出侧横突间压痛，并向大腿前侧放射，膝腱反射阳性；L_4、L_5 椎间盘突出侧横突压痛，足趾指背侧试验减弱；L_5、S_1 节段椎间盘突出表现腰痛，大腿后侧麻痛，检查 L_5、S_1 椎间盘突出侧横突间压痛，跟腱反射减弱。CT 检查可以有助确诊，值得注意的是临床上有相当多的正常人 CT 下显示有椎间盘突出，也就是说对椎间盘突出的诊断不要过分地依赖于 CT 检查，一定要与临床手法检查及症状相结合方可确诊。

梨状肌损伤及骶结节韧带损伤，臀大、中、小肌损伤等引起下肢坐骨神经症状，他们的主要区别点在于压痛点的部位，根据其解剖位置在其体表投影的部位按循，寻找肿胀的肌腹或韧带来加以区别。另外也可根据肌肉的功能设定特定的肌肉检查方法及临床试验来加以区别，具体的试验前文已写得很详细，这里不一一论述。

4. 臀上皮、臀中皮、臀下皮神经损伤的鉴别

一是疼痛的发生部位，臀上皮 N 损伤为腰臀部疼痛，多数患者疼痛较剧烈，向大腿后侧腘窝处放射，不超过膝关节；臀中皮神经损伤疼痛为臀部内侧及骶部疼痛，疼痛无放射；臀下皮神经损伤疼痛为骶尾部疼痛，部分患者向坐骨结节及会阴区放射。二是压痛部位的不同，臀上皮神经损伤压痛点在臀部距中线 7cm 左右，髂嵴下 2.5cm 以上部位可扪及；臀中皮神经损伤压痛点在骶髂关节中点外缘；臀下皮 N 损伤压痛点在尾骨的两侧。

臀上皮神经损伤在临床中较为常见，其症状与腰 3 横突综合征极为相似，都表现腰骶部疼痛，向下肢放射，疼痛不超过膝关节。区别点在于腰 3 横突综合征压痛点在腰 3 横突，而臀上皮神经损伤的压痛点在髂嵴略下方距中线 7cm 处。另外，咳嗽等增加腹压的动作只会引起臀上皮神经损伤患者的症状，而腰 3 横突劳损患者的症状并无影响。

因腰臀部的结构复杂，临床上又极易发生劳损而导致坐骨神经压迫症状，给临床诊断带来一定的难度，加上一般的劳损疾病并不是以单一的一块肌肉或韧带的劳损而出现，多数情况为多块肌肉的劳损同时并存，也就是说多数情况下，有好几个软组织损伤的疾病同时存在，这就要我们一一区分，诊断明确，这样才能有快速的疗效。

腰、臀部肌肉起止点附着处分布（图 13 - 19 ~ 图 13 - 22）。

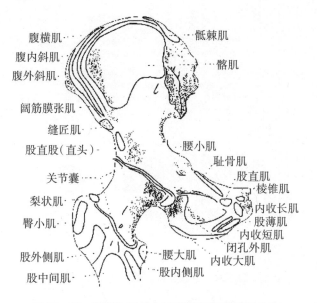

图 13 – 19　髋骨和股骨上端前面的肌附着处分布

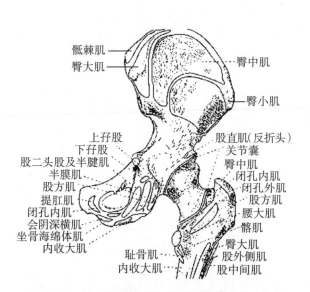

图 13 – 20　右髋骨和股骨上端后面的肌附着处分布

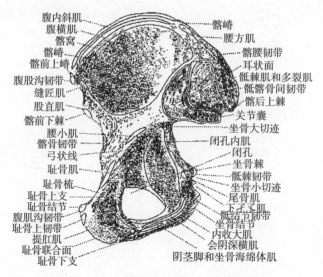

图 13−21　右髋骨内面的肌肉附着处分布

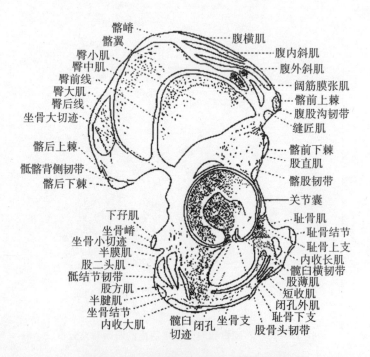

图 13−22　右髋骨外面的肌肉附着处分布

第十四章　下肢软组织损伤

第一节　髂胫束综合征

一、局部解剖

髂胫束位于大腿的外侧，接受臀大肌及阔筋膜张肌束的纤维，为阔筋膜的加厚部分，特别坚实，是全身最长的筋膜。其上方起自髂嵴外唇，由阔筋膜张肌深、浅两层筋膜的环行纤维中间夹以一层坚韧的纵行纤维而成，为一纵行带状腱膜，后部与臀大肌延续，越过大转子后方附着于股骨嵴，继续下行止于胫骨外侧髁。髂胫束本身并无收缩力，可起到防止髋关节过度内收的作用，对维持人的直立姿势非常重要。

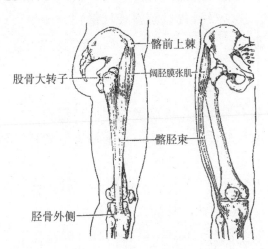

图 14 -1　髂胫束肌肉附着处分布

二、病因病理

（1）由于人体大腿部位的肌肉体积大、力量足、活动频繁，故使阔筋膜张肌张力增大，产生摩擦的机会增多。

（2）髂胫束解剖位置表浅，易受外邪风寒湿和外伤等因素的影响而发生病变，日久使其变粗增厚或挛缩，重者可影响髋关节的内收。

（3）经常弯腰和坐位工作时，髋关节处于屈曲位，使阔筋膜张肌处于前屈状态，日久该肌劳损缩短变性，发生无菌性炎症。

（4）一侧下肢或腰部病变，使患者只能用健侧下肢单腿负重、行走，久之则使髂胫束滑囊充血，组织液渗出水肿，出现肿胀、疼痛。

（5）当损伤日久滑囊与髂胫束粘连，使髂胫束受力不均而劳损。

三、临床表现

（1）髂胫束损伤临床表现较复杂，除本身疼痛，大腿内收受阻外，因其无菌炎性产物的刺激，特别是起点损伤可刺激缝匠肌，产生缝匠肌症状，如膝关节内侧痛。

（2）因其紧张的髂胫束经过大转子外侧，髋关节活动时产生摩擦而发生弹响，髂胫束挛缩可引起髋关节屈曲、外展、外旋及膝关节屈曲外翻，小腿外旋畸型，由此并能产生足部代偿性与马蹄内翻畸型。

（3）髂胫束损伤能导致骨盆倾斜和代偿性脊柱侧凸，双侧损伤时可引起腰前凸明显增大。

四、诊断

（1）大腿外侧有挫伤史，或膝关节屈曲劳损史。

（2）髂胫束循行部位压痛，以髂前上棘外侧髂嵴、胫骨外髁及大粗隆附近多见。

（3）髂胫束牵拉试验（＋）：患者仰卧下肢伸直，将患侧下肢内收时，此时髂胫束被拉长，产生疼痛。

（4）髂胫束紧张试验（＋）：患者仰卧，健肢在下，屈膝屈髋以消除腰椎前凸的影响，检查者一手握患肢踝部，屈膝90°，另一手固定骨盆，然后外展患侧大腿，同时伸直大腿，使之与躯干处于同一直线（即水平位）。正常时迅速除去支持，则因阔筋膜张肌收缩，肢体不下落或稍举上，然后方渐次下落。如挛缩的髂胫束，则肢体可被动地维持于外展位，并可在髂嵴与大粗隆间摸到髂胫束，即为阳性。

五、治疗

1. 选点：

a 点：髂胫束起点、髂前上棘外侧髂嵴的阳性点。

b 点：股骨大粗隆的阳性点。

c 点：髂胫束止点，胫骨外髁的痛性结节或条索点。

2. 针具

a、b 点选用中号圆利针，c 点选用小号圆利针。

3. 操作

患者侧卧，患肢在上屈膝屈髋 90°位，健侧肢在下呈伸直位，暴露治疗部位常规消毒。

a 点：针刺方向与髂胫束走行方向一致，在其阳性点上以不同的角度呈扇形面来回针刺 3 针，以穿透结节点为度，当针感消失时出针，用干棉球按压针眼 1~2 分钟。

b 点：针刺方向沿髂胫束纤维方向向下，在其阳性点上以不同的针刺角度组成扇形面向下针刺，以针感消失时出针，用干棉球按压针眼 1~2 分钟。

c 点：针刺方向向上，在其阳性结节点上以不同针刺角度组成扇形面，以穿过结节点为度，当针感消失时出针，用干棉球按压针眼 1~2 分钟。

第二节　缝匠肌损伤

一、局部解剖

缝匠肌呈扁带状是人体最长的肌肉，起自髂前上棘，斜越大腿前面的全长，经过股直肌、股内侧肌前面，至下端变为一个扁平薄腱，越过股薄肌及半腱肌的浅面，至膝关节内侧，止于胫骨粗隆内侧面和胫骨前缘上端内侧，一部分移行于小腿筋膜。其功能：一侧收缩使大腿屈、外展和旋外，使小腿屈和旋内（如踢毽子）；两侧收缩，使骨盆前倾。

二、病因病理

（1）缝匠肌因其跨越髋关节和膝关节，且两个关节的活动范围及活动轴多的特点，运动时动作复杂，参与的肌肉较多，在人体无准备的情况下突然地做某一下肢动作，各肌群之间未能协调一致，导致肌肉产生损伤。

（2）缝匠肌临近的肌肉损伤时，炎性产物对缝匠肌的刺激产生症状，或肌肉与肌肉之间的炎性粘连，缝匠肌收缩时因牵拉而产生疼痛。

（3）不协调的运动也可直接导致缝匠肌的损伤，肌纤维断裂出现渗血、水肿、粘连等一系列软伤症。

（4）长期从事踢毽子的人，因缝匠肌始终处于一个收缩、放松、收缩的状态易形成劳损。

（5）快速短跑的运动员，因其髋膝关节快速地屈伸，也易导致缝匠肌损伤出现水肿、粘连等一系列症状。

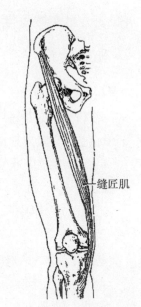

——缝匠肌

图 14-2　缝匠肌肌肉
附着处分布

三、临床表现

（1）缝匠肌损伤以急性损伤多见。

（2）患者髋关节处疼痛，膝关节内侧疼痛，局部皮肤常青紫、也可正常。

（3）患者行走困难，以抬腿时疼痛明显，行走跛行，髋关节处于内收、内旋位。

（4）髂前上棘及胫骨粗隆处压痛明显，沿缝匠肌直行方向可触及紧张的肌腹。

四、诊断

（1）有急性损伤史或慢性劳损史。

（2）患者髋关节处疼痛，膝关节内侧疼痛，行走困难以抬腿时疼痛加重。

（3）缝匠肌起点、髂前上棘处可扪及痛性结节或条索，膝关节内侧胫骨粗隆可扪及痛性结节或条索。

（4）缝匠肌收缩试验（＋）：患者做髋关节屈曲、外展，膝关节屈曲和旋内的动作即踢毽子，此时缝匠肌处于收缩状态疼痛加重，或因疼痛根本不能完成此动作。

（5）缝匠肌牵伸试验（＋）：即患者仰卧将下肢伸直，将髋关节呈旋内位后伸髋关节，此时缝匠肌处于紧张牵伸状态，疼痛加重，即为阳性。

五、治疗

1. 选点

a 点：缝匠肌起点，髂前上棘处的阳性点。

b 点：缝匠肌止点，胫骨粗隆处的阳性点。

2. 针具

a 点选用中号圆利针。

b 点选用小号圆利针。

3. 操作：患者仰卧，暴露治疗部位常规消毒

a 点：在其治疗点上，以不同角度，沿缝匠肌走行方向针刺 3 针，使之形成扇形针刺面，以针尖穿过结节或条索为度，针感消失时出针，用干棉球按压针眼 1～2 分钟。

b 点：在其治疗点上，以不同角度，沿缝匠肌起点方向针刺 3 针，使之形成扇形针刺面，以针尖穿过结节或条索为度，当针感消失时出针，用干棉球按压针眼 1～2 分钟。

第三节 股骨大粗隆综合征

一、局部解剖

大粗隆位于股骨的外侧上方，是髋关节活动参与肌肉的主要附着

点。其上附着的肌肉有：臀大肌、臀中肌、臀小肌、梨状肌、闭孔内肌、股方肌、闭孔外肌等。

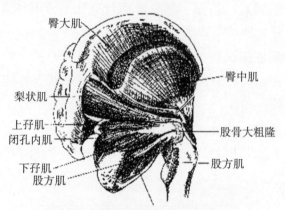

图14-3　股骨大粗隆处肌肉附着分布

与股骨大粗隆相关肌肉的起止点：

臀大肌：起于髂翼外面，骶、尾骨后面，止于股骨臀肌粗隆，部分止于髂胫束。功能为伸大腿并外旋。

臀中肌：起于髂翼外面（介于臀上线与臀后线之间）和臀肌膜，止于股骨大转子。功能是外展大腿、前屈、内旋（前半部）或后伸外旋（后半部）。

臀小肌：起于髂翼外面（介于臀上线与臀下线之间），止于股骨大转子前缘。功能是外展大腿、微内旋。

梨状肌：起于骶骨前面外侧部，止于股骨大转子尖端。功能是外旋大腿，协助外展后伸。

闭孔内肌：起于闭孔膜及周围骨部，上孖肌起于坐骨棘，下孖肌起于坐骨结节，止于股骨转子唇，功能外旋大腿。

股方肌：起于坐骨结节，止于转子间嵴。功能外旋大腿。

闭孔外肌：起于闭孔膜外面及其周围骨部，止于股骨大转子窝。功能为外旋大腿微内收。

二、病因病理

（1）大粗隆的功能主要是使髋关节外展、后伸、外旋等，当其附着的肌肉收缩时，牵拉大粗隆肌腱，久之产生劳损，使大粗隆受到炎性产物的刺激，波及各个肌群，使之发生痉挛性收缩，该区域的血管、神经束受到卡压，产生粘连等系列软组织损伤症，另外因其附着的肌肉不协调收缩产生损伤，出现渗血、水肿等无菌性炎症也会影响到大粗隆，使之产生痉挛而影响到临近的肌肉也产生类似症状。

（2）大粗隆位于股骨的外侧是大腿侧部最突出的位置。又因大粗隆外侧部肌肉薄弱缓冲力小，外伤最易损伤到大粗隆。当产生外伤时，局部小血管断裂水肿，产生无菌性炎性反应，波及其附着的肌肉，产生痉挛而产生临床症状。

三、临床表现

（1）大粗隆处疼痛，向腹股沟、骶髂关节或大腿外侧放射。

（2）髋关节活动受限，大粗隆局部压痛。

（3）急性损伤时可见局部青紫红肿，慢性劳损局部可扪及条索样痛性结节。

四、诊断

（1）有急性损伤史或慢性劳损史。

（2）髋关节活动受限，大粗隆处疼痛向大腿外侧、腹股沟及骶髂关节放射，其上可扪及痛性结节或条索样物。

（3）患肢抗阻力外展试验和脊柱前屈或侧弯试验可引起大粗隆区疼痛。

（4）X线可见大粗隆皮质轻度不规则或其附着肌腱透亮度增高或钙化影。

五、治疗

1. 选点
大粗隆上半部的阳性点，一般可触及 2~3 点。

2. 针具
选用中号圆利针。

3. 操作

患者侧卧，患肢在上屈膝屈髋位，健肢在下呈伸直位，暴露治疗部位常规消毒。

针刺时针尖略向上斜刺，在大粗隆条索压痛点上呈扇形面来回针刺3针，以针尖穿透结节点为度，当针感消失时出针，用干棉球按压针眼1~2分钟。

第四节　股四头肌损伤

一、局部解剖

股四头肌覆盖在大腿前面，由股直肌、股内侧肌和股中间肌及股外侧肌4块肌肉组成。4块肌肉均有单独的起点，在下部互相融合成一个坚强的股四头肌腱，包绕髌骨的前面和两侧，继而向下延伸为髌韧带，止于胫骨粗隆。

股直肌长而厚，是纺锤形双羽状肌，直头起于髂前下棘，折头起自髋臼上缘，二头合为一个肌腹，该肌的上下端都是肌腱，肌束呈羽状排列，止腱附着于髌骨的上缘。

股外侧肌为一扁平而坚强的肌肉，起于股骨大转子的下部及股骨粗线外侧面，肌束斜向下内移行为腱，止于髌骨的外侧缘，屈膝时其下端呈圆形隆起。

股内侧肌为一大而扁平肥厚的肌肉，起于股骨粗线内侧面，肌束斜向下外，移行为腱，止于髌骨内侧缘，股内侧肌远端由于其上覆盖的筋膜较薄，纤维移行，止点靠下，因此肌块较为突出，肌肉收缩时更为明显。

股中间肌为一扁平肌肉，前面是腱性并凹陷以容纳股直肌，起于股骨体前面的上3/4处，肌束直行向下移行为腱，在股直肌止点方止于髌骨上缘。

股四头肌的作用：是膝关节强有力的伸肌，股直肌是双关节肌肉，为4块肌肉中最长的，除有伸膝关节功能外，还有屈髋关节的作用，在伸膝屈髋运动中，因其肌块较小，临床运动性损伤中极易累及，也是股四头肌损伤最为常见的一块肌肉。股四头肌的神经支配是股神经。

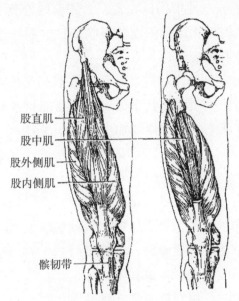

股直肌
股中肌
股外侧肌
股内侧肌

髌韧带

图14-4 股四头肌肌肉附着处分布

二、病因病理

（1）运动性损伤：如跑步、跳跃、踢足球髋膝关节由屈曲位突然伸直，股四头肌猛烈收缩或被过度牵拉而损伤，肌肉最长肌块较小的股直肌最易损伤。

（2）外伤性损伤，由直接的暴力撞击引起，使肌肉不同程度地出血、水肿、渗出，出血广泛者可导致骨化性肌炎。

（3）股四头肌肌腱断裂伤，膝关节位于半屈位时，突然强烈收缩股四头肌是引起其肌腱断裂的主要原因。当膝关节做最后50°～60°伸直时，股四头肌用力收缩并受到阻力，可使股直肌在髌骨上缘或肌腱中部断裂，前者比后者多，并常见呈完全断裂。

三、临床表现

（1）急性外伤后，局部疼痛，髋膝关节屈伸受限，主动收缩股四头肌，疼痛加重。肌腱断裂者，疼痛剧烈，行走困难或跛行，皮下有青紫瘀血。

（2）慢性损伤或急性损伤后期者，大腿前内外侧酸胀疼痛，不能骤然踢腿，出血严重时，大腿前侧血块吸收不良，肌块呈瓦片状硬结覆盖在大腿的前侧并伴有压痛。

（3）主动收缩和被动牵拉疼痛，股四头肌损伤后屈髋抬腿或下蹲位站起，此时股四头肌处于收缩状态，出现疼痛加重或动作受限，下蹲时股四头肌处于牵伸状态，出现疼痛加重或动作受限。

四、诊断

（1）有外伤史、劳损史或局部感染史。
（2）伤处疼痛、肿胀、局部压痛明显或肌块发硬，久者肌肉萎缩。
（3）髋膝关节活动功能障碍，走路跛行。
（4）股四头肌收缩或牵拉试验阳性。
（5）肌腱断裂时，可在撕裂部摸到裂隙。
（6）X线检查无异常。

五、治疗

1. 选点

a点：股直肌起点，即髂前下棘及髋臼上缘的阳性点。

b点：股内外侧肌及股直肌的止点处的阳性点，位于髌骨的内外侧点及髌骨的上缘中点，共三个治疗点。

c点：股四头肌的肌腹处的阳性点，临床上一般只针a点和b点，肌腹点只有在暴力撞击损伤肌腹时才针此点。

2. 针具

a点选用小号圆利针，b点选用大号圆利针，c点选用中号圆利针。

3. 操作

患者仰卧，暴露治疗部位，局部常规消毒。

a点：针尖以45°角向下斜刺，使针尖穿过条索附着处，当感条索松解平复后出针，用干棉球按压针眼1~2分钟。

b 点：分别在胫骨的内外侧，及胫骨上缘中点肌肉附着处向上沿肌腹方向针刺 3 针，感觉股四头肌痉挛解除后出针，用干棉球按压针眼 1~2 分钟。

c 点：分别向变硬肌块四周沿 15°~30°角斜刺，使针尖穿过变硬的肌肉，达到针刺要求后出针，用干棉球按压针眼 1~2 分钟。

［注］股四头肌损伤在治疗上可收立竿见影之效，多数患者为急性损伤，或慢性损伤因受凉而急性发作，经上法治疗后可在 1~2 分钟内立即缓解。值得注意的是在起点针刺时，应避开股动、静脉，防止引起血肿。

第五节　股二头肌损伤

一、局部解剖

股二头肌位于大腿后侧，长头起于坐骨结节，短头起于股骨粗隆中、下部，二头合于一个肌腱止于腓骨小头，构成腘窝的外上壁。

股二头肌的作用：伸大腿、屈小腿和使小腿稍外旋，受坐骨神经支配。

二、病因病理

（1）运动性损伤：由于快速地跑动，用力过猛或用力不当，使其肌肉损伤，产生炎性反应，出现水肿、渗出等软伤症；也有些杂技演员因屈膝倒挂时准备不充分或倒挂时负重过大，使股二头肌承受过大的挂力而产生急性损伤，出现痉挛、水肿等。

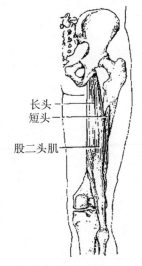

图 14-5　股二头肌肉附着处分布

（2）积累性损伤：长期久坐的患者，因座位与坐骨结节经常性地产生摩擦，导致局部发生无菌性炎性反应，久之使肌肉的起点发生劳损，出现疼痛，导致肌力下降、髋关节后伸无力或受限。

三、临床表现

（1）股二头肌损伤在临床上较为常见，在运动损伤中占首位，多因间接外力所致，损伤部位以近端附着点最为常见，其次为肌腹损伤。

（2）病人感膝外侧及大腿外侧疼痛。伸大腿屈小腿和小腿外旋时疼痛明显或不能完成该动作。

四、诊断

（1）有明显的损伤史。

（2）受损部位疼痛、肿胀、发硬，下肢不能伸屈，重复受伤动作疼痛加剧。

（3）行走跛行，伤侧坐骨结节或受伤肌腹压痛明显，陈旧性伤部可摸到硬结。

（4）肌肉的抗阻收缩及被动牵伸试验（+）：当下肢做伸大腿和屈小腿时，肌肉处于收缩状态，此时疼痛加重为抗阻试验阳性；下肢伸直位，髋关节屈曲，此时股二头肌处于被牵拉状态，肌肉疼痛加重，为牵拉试验阳性。

五、治疗

1. 选点

a 点：股二头肌的起点处的阳性点（即坐骨结节和股骨粗隆中、下部的痛性结节点）。

b 点：选股二头肌肌腹处的阳性点，一般此处可触及硬结及发硬的肌肉。

c 点：选用股二头肌肌肉止点处的阳性点（即腓骨小头处的痛性结节点）。

2. 针具

a 点：选用中号圆利针。

b 点：选用大号圆利针。

c 点：选用小号圆利针。

3. 操作

患者侧卧位，患肢在上暴露治疗部位，常规消毒。

a 点：左手拇指触及绷紧的条索，右手进针，当针穿透结节点后，左手拇指感条索得以松解，即可出针。否则将针退至皮下，换以不同的角度再次针刺结节点，直至条索松解即为针刺成功。一般最多针刺3针，达到治疗效果时出针，用干棉球按压针眼 1 ~ 2 分钟。

b 点：针刺扇形面与股二头肌垂直，先将针沿股二头肌的起、止点以 15°角向两头平刺，使针体穿过肌肉，当针感消失后将针退至皮下再垂直刺入，深度以针尖穿过肌肉为度，达到针刺要求后出针，用干棉球按压针眼 1 ~ 2 分钟。

c 点：将针沿股二头肌的起点方向进针，以针尖穿过结节点为度，用干棉球按压针眼 1 ~ 2 分钟。

第六节　股内收肌损伤

一、局部解剖

股内收肌位于股骨的内侧，共5块，由股薄肌、长收肌、耻骨肌、短收肌和大收肌组成，分三层排列。浅层外侧有耻骨肌，内侧有长收肌，股薄肌位于最内后侧的表面。长收肌的深面为短收肌，短收肌的后内侧为大收肌，是收肌群中最强大者。

股薄肌起于骨下支前面下分，以扁腱止于胫骨粗隆内下方的骨面，起内收股、屈膝的作用。

长收肌为长三角形扁肌，是股三角的内界，它以圆腱起于耻骨体前面，肌束斜向下外后，并扩展移行为

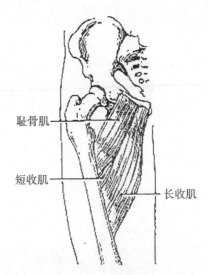

图 14-6　股内收肌肉附着处分布

腱，止于股骨粗线内侧唇中1/3处，有内收、内屈并内旋股的功能。

耻骨肌起于耻骨梳及耻骨上支，肌束斜向外下，绕过股骨颈向后，止于股骨的耻骨肌线，有屈、内收股的作用。

短收肌起于耻骨体及其下肢的前面，肌束斜向外下，止于股骨粗线内侧唇的上2/3处，有内收、内屈并内旋股的作用。

大收肌起于耻骨下肢与坐骨、坐骨结节。大收肌起于坐骨结节的部分，垂直向下行；起于坐骨支与耻骨支的部分，上分肌束横行向外，以下的肌束逐渐向下倾斜，两部合并，止于股骨粗线内侧唇全长。起自坐骨结节的部分，以圆腱止于股骨内侧髁的收肌结节。大收肌坐骨部分有伸及内收、外展大腿的作用，其余部分有内收及内旋股的作用。

二、病因病理

（1）运动性损伤：股内收肌损伤多因跑、跳、劈腿、跨拉、骑马以及骑自行车滑跌时，下肢被迫外展等所致，使其起、止点出现撕裂伤，导致出血、肌纤维断裂、渗出等刺激闭孔神经引起症状。

（2）积累性慢性损伤：多因弯腰、蹲、坐位工作，使该肌处于收缩状态，肌力平衡受到破坏，或因长期用力内收大腿，引起内收肌的慢性损伤，导致无菌性炎症、粘连、产生症状。

（3）风湿性疾病或久居寒冷潮湿之所，受风寒之侵袭可累及内收肌群，致使肌肉变性、挛缩、僵硬、钙化，形成骨化性肌炎，甚至血供不足而致肌肉萎缩。

三、临床表现

（1）大腿内侧疼痛，近腹股沟部疼痛较重，可以是持续性或牵扯样疼痛，也可为撕裂样痛。

（2）行走跛行，不能迈大步和不能用力踩地。患侧下肢足尖外撇，用足底内侧着地跛行。

（3）一些病人有臀部痛或放射性坐骨神经痛症状；严重者髋、膝关节呈半屈曲状态被动体位。

（4）病程后期因内收肌挛缩，髋膝不能伸直，大腿呈内收状态不能外展。

（5）一些病人沿大腿内侧、膝内侧、小腿内侧、内踝或中内侧的传射痛或麻木感，女性病人可有痛经、生殖器痛、性交痛、性欲冷淡等表现；男性可有阳痿、早泄表现、性功能减退或消失，部分病人可有肛门痛，骶尾痛、会阴部不适或麻木感，刺痛感、尿频、尿急、尿潴留、大小便失禁、小腹痛、纳差、消化不良等表现，也有一些病人表现为膝关节痛。

四、诊断

（1）有股内收肌的扭伤、挫伤或劳损史。

（2）大腿内侧疼痛尤以耻骨部位为甚，严重者足尖不敢着地行走。

（3）耻骨上、下支，股骨粗隆、坐骨结节、胫骨粗隆内下压痛或可触及硬结、条索状物。

（4）内收肌抗阻试验（+）：患者仰卧，双下肢屈膝屈髋，双足内侧靠近合并，足底着床，医者双手分置患者双膝内侧，缓慢由内向外推压膝关节内侧，使大腿外展、外旋并嘱患者内收大腿以对抗，患肢大腿内侧疼痛或加剧者为阳性，正常者可自行分开大腿与床面至多形成 10°~20°角。

（5）内收肌牵伸试验（+）：病人仰卧、屈曲两侧髋膝关节，两足底对紧，令病人自动将两下肢相对外展，让外踝接近床面，正常人两大腿自行分开，大腿外侧可接触或靠近床面，与床面所形成的角一般不超过 20°，股内收肌有病变者则大腿不易完全分开，与床面所形成的夹角超过 20°，在此位置将两膝分别下压，被动分开时，可产生弹响或大腿根部与内侧的疼痛，有时可引起臀部的疼痛即阳性。

（6）病程久者，内收肌变硬，X 线片可显示内收肌部位钙化影，部分患者可显示耻骨骨部有骨质增生。

五、治疗

1. 选点

a 点：大腿根部内侧和前内侧的内收肌起点处的阳性点。

b点：痉挛、变硬的内收肌肌腹处的阳性点。

c点：胫骨粗隆内下方的阳性点。

2. 针具

a点：选用中号圆利针。

b点：选用大号圆利针。

c点：选用小号圆利针。

3. 操作

患者仰卧，暴露治疗部位常规消毒。

a点：针尖向下方斜刺，以针刺透过结节或条索为进针深度，然后分别以不同的角度向左右呈扇形斜刺，以手触及痉挛的肌束得以松解为度，出针后用干棉球按压针眼 1~2 分钟。

b点：先将针向内收肌的起止点方向分别平刺使针体穿过肌腹，达到针刺要求后将针退至皮下后直刺，以针尖穿过肌腹为度，达到针刺要求后出针，用干棉球按压针眼 1~2 分钟。

c点：将针沿内收肌起点方向呈扇形平刺，以手触及肌束痉挛松解或好转为度，达到针刺要求后出针，用干棉球按压针眼 1~2 分钟。

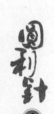

运动损伤中西医结合针灸疗法

第七节　股神经卡压征

一、局部解剖

股神经走行在腹股韧带上方的沟中，在腹股沟部，腹股沟韧带和髂耻骨之间形成骨性通道，其后侧及外侧为髂骨，内侧为髂耻骨梳韧带，前方为腹股沟韧带。髂腰肌及股神经和股外侧皮神经都在其中通过到股部。

髂耻骨梳韧带的一端附着于腹股沟韧带，自前外侧斜向后内侧，另一端附着于髂耻骨隆起。将腹股沟韧带与髂骨之间的腔隙分隔为外侧肌腔隙和内侧的血管腔隙。

在股三角区，上界是腹股沟韧带，外侧界是缝匠肌内缘，内侧界由长收肌及其筋膜组成，在股三角内，股神经主干很短，先后分成前后两段。

髂腰肌被髂腰肌筋膜所包绕。在腹股沟韧带下方，髂腰肌筋膜增厚形成纤维弓，其前方为人体最厚的筋膜——阔筋膜所覆盖，此处为一致密不可膨胀的鞘管。

股神经有许多分支，其皮神经有股中间皮神经，股内侧皮神经及隐神经，肌支支配股四头肌、耻骨肌和缝匠肌等。

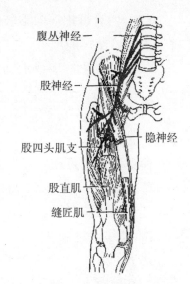

图 14 - 7　股神经附着处分布

二、病因病理

（1）邻近的肌肉韧带的急慢性损伤，引起充血、水肿、渗出、增生及股神经的粘连。产生相应神经支配部位的一系列神经卡压症状。

（2）长期地从事屈髋工作者及部分风湿病史的患者，因为髂腰肌处于收缩状态或病理状态，易发生积累性损伤，产生一系列股神经卡压症。

（3）股三角内压力增高，如股动静脉出血、股动脉穿刺等，均可引起股三角压力增高，使股神经受压迫产生症状。

（4）骨盆骨折及骨折处的血肿，或血肿机化的瘢痕组织造成对股神经的压迫。

三、临床表现

（1）本病多为单侧发病，起病有急、有缓，以急性损伤临床常见。

（2）早期急性卡压，根据神经的走向常表现髂骨部疼痛，同时可引起股下部、膝和小腿前内侧的持续性疼痛及酸困感，以屈髋时加重，髋关节屈曲不能伸直，患肢不能着力，站立时靠健肢着地。

（3）跑步和行走可诱发本病。

四、诊断

（1）有急慢性股三角区肌肉韧带劳损史。

（2）髂骨部疼痛向下肢内侧放射，髋关节被迫屈曲固定位，屈伸髋关节时均可使疼痛加重。

（3）膝反射减弱或消失，伸膝无力，股四头肌瘫痪或肌力下降。

五、治疗

1. 选点
髂部的阳性点或股三角处的阳性点。

2. 针具
选用中号圆利针。

3. 操作
患者仰卧，暴露治疗部位，常规消毒。左手按住痛点的略下方，右手持针在痛点上方进针，使针尖穿过痛点，以不同角度呈扇形面向左右斜刺，直到左手的痉挛条索松解为度，即可出针，出针后用干棉球按压针眼1~2分钟。

[注] 本病多因急性损伤或慢性劳损、姿势不当或受寒而引起急性发作。病情严重者用度冷丁都不能缓解，而圆利针疗法多数病例均在1~2次内治愈，有立竿见影之效。针刺治疗时应避开股动、静脉，防止血肿形成。另外针刺时宜缓慢进针，防止伤及精索及其他器官。

第八节　股外侧皮神经炎

一、局部解剖

股外侧皮神经是感觉神经，含有感觉神经纤维和交感神经纤维。起自腰2、腰3脊神经后根，由腰大肌外缘向下跨过髂窝，先位于髂筋膜深面，至近腹股沟韧带处即位于髂筋膜中，通过由髂前上棘和腹股沟韧带外端的两层之间所构成的骨——韧带管，然后行于大腿阔筋膜下方，于髂前上棘下方3.0~5.0cm处，穿过阔筋膜向下进入大腿，行进在缝匠肌的表面和深面，向远侧下降成前后两分支，后支在较高部位穿越深筋膜，支配大腿外侧上1/3处和大转子远侧的臀部皮肤，前支则在髂前

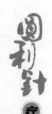

上棘远侧约10cm处窜出深筋膜，支配大腿前外侧皮肤，直到膝部。

二、病因病理

（1）由于股外侧皮神经在骨盆内行程长，出骨盆入股部时形成的角度大，穿过缝匠肌的途径有变异，而且在穿腹股沟韧带的纤维管道和阔筋膜时神经亦相对固定，当肢体活动或体位不当时，易形成持续牵拉摩擦，挤压造成局部组织水肿，瘢痕形成，肌筋膜鞘管增厚引起神经卡压。

（2）压迫性损伤：一般是髂前上棘内侧骨——韧带管内受到外来的轻微损伤，如穿紧身腰围、军人腰部系或装腰带等；骨盆骨折、肿瘤、异物、妊娠等可致病。另外，腱鞘囊肿、骨疣、骨盆倾斜等，均可使股外侧皮神经遭受卡压。

（3）手术切取髂骨时，刺激或局部瘢痕粘连压迫神经，另外，血友病发生在髂腰肌筋膜内血肿，以及髂腰肌的急性损伤均可引发本病。

三、临床表现

（1）本病以中年多见，可能与老年肌肉退化、纤维组织、腱性组织相对增多，易对神经产生压迫有关。

（2）主要表现为大腿前外侧的感觉异常、麻木、灼痛、冰冷、麻痹、感觉过敏等，以中上段的前外侧部为甚，活动时显著加剧可伴有股四头肌萎缩。

（3）体检检查发现髂前上棘内下方1.5～3.0cm处显著压痛点。髋过伸活动可使疼痛加剧，在病变区域触觉、痛觉、温度觉均有减弱，但深压感觉仍存在，在碰触时会引起一种不愉快的感觉。

四、诊断

（1）患者感大腿前外侧的皮肤感觉异常。

（2）检查时发现感觉异常区，有触觉、痛觉、温度觉减退。

（3）髂前上棘内下方1.5～3.0cm处明显压痛，髋过伸时疼痛加剧。

（4）肌电图检查一般无异常发现。

五、治疗

1. 选点

a点：髂前上棘内下方1.5～3.0cm处的阳性点，即骨韧带管处。

b点：股外侧皮肤感觉异常区的阳性点。

2. 针具

a点选用中号圆利针。

b点选用大号圆利针。

3. 操作

患者仰卧，暴露治疗部位，常规消毒。

a点：针尖向下呈扇形面分别斜刺3针，针刺深度为3～6cm，使针尖穿过痛点即可，达到针刺要求后出针，用干棉球按压针眼1～2分钟。

b点：在皮肤感觉区的最上端进针，沿皮呈扇形散刺，使整个麻木区域都被针刺到，如果面积过大，则要多选几个针刺点，达到针刺要求后出针，用干棉球按压针眼1～2分钟。

第九节 腘绳肌损伤

一、局部解剖

腘绳肌由股二头肌、半腱肌、半膜肌组成，位于大腿后侧，又称股后肌群。

股二头肌位于大腿后外侧，其长头以短腱起于坐骨结节，短头起于股骨粗线外侧唇中下分，至下端两者融合为一腱，止于腓骨头，其功能是伸股屈膝，并微使膝关节外旋。

半膜肌位于大腿后内侧，起于坐骨结节，在缝匠肌与股薄肌肌腱深面，肌束向下移行为长腱，止于胫骨内侧髁后方的横沟及腘肌筋膜。

半腱肌位于大腿后侧皮下，半膜肌的内侧及深面，为棱形肌。起于坐骨结节的上外部，肌束向下，经膝关节的后内侧，止于胫骨粗隆内侧，其功能是伸大腿、屈小腿及使小腿微旋内。

腘绳肌是股四头肌的拮抗肌，主要功能为屈膝，除此之外股二头肌在膝盖半屈时能外旋小腿，其长头可助伸髋，半腱肌和半膜肌有伸髋、膝半屈时内旋小腿的作用。

二、病因病理

（1）大腿后侧肌群外形细长，肌腱部分亦较长，因而收缩与弹性较小。在没有活动开或过度被动牵拉时，极易损伤肌纤维或肌腱。

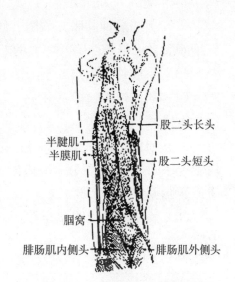

图 14-8　腘绳肌肌肉附着处分布

（2）跑步、跳跃、体操、舞蹈等运动，如压腿、踢腿等动作或突然踏空，使腘绳肌猛烈收缩或过度牵拉，极易使该肌起止点处撕伤，甚至肌腱断裂、出血、水肿、渗出等，易形成瘢痕、粘连，压迫周围神经、血管而产生症状。

（3）外伤使膝关节畸形，股骨和胫骨骨折，膝关节稳定性差，腘绳肌长期受到不平衡力的牵拉，造成慢性劳损，形成软组织损伤的系列症状，影响膝关节屈伸，日久肌肉挛缩，人体保护性屈膝使粘连更为广泛。

三、临床表现

（1）急性损伤者大腿后侧、臀部及腘窝部疼痛、肿胀，局部有瘀斑，行走时疼痛加剧，有时可向前、向下放射，如肌纤维断裂，疼痛剧烈，伤处可触及凹陷裂隙。

（2）陈旧性损伤及慢性劳损者，踢、抬腿时疼痛，由半蹲位站起时困难，上楼时患肢无力，髋关节活动范围缩小，膝关节可屈曲呈一定角度而难以伸直或伸直时疼痛，不能久立、久行，受凉时加重。

四、诊断

（1）有外伤史或慢性劳损史。

（2）大腿后伸肿胀、酸困、僵硬或皮下有瘀斑，局部压痛明显，肌纤维断裂者可触及凹陷及膨大的断端。

（3）下肢伸直困难，腘绳肌起止点可触及痛性结节。

（4）肌肉牵拉试验（＋）：直腿抬高试验阳性，即腘绳肌被牵拉而产生疼痛。

（5）肌肉抗阻试验（＋）：患者俯卧位，患侧膝关节屈曲至90°，医者一手固定骨盆，另一手按压小腿下段，令患者尽力屈膝，如疼痛加重或屈膝无力即为阳性。

（6）X线检查无明显异常。

五、治疗

1. 选点
a 点：坐骨结节处的阳性点。

b 点：腓骨头处的阳性点。

c 点：胫骨粗隆内侧处的阳性点。

2. 针具
a 点选用大号圆利针。

b 点选用小号圆利针。

c 点选用小号圆利针。

3. 操作
患者俯卧，暴露治疗部位，局部常规消毒。

a 点：针尖略向下斜刺，呈扇形面针刺3，当针尖穿过结节点为度，针感消失时出针，用干棉球按压针眼1~2分钟。

b 点：针尖向上刺入痛性结节点，针感消失时出针，用干棉球按压针眼1~2分钟。

c 点：针尖向上刺入痛性结节点，针感消失时出针，用干棉球按压针眼1~2分钟。

第十节　膝关节内侧痛

一、局部解剖

膝关节内侧由膝关节内侧副韧带以及缝匠肌组成。膝关节内侧副韧带又称胫侧副韧带为强而宽厚的韧带。起自股骨内髁，向下散开止于胫骨内髁及胫骨上端内侧面，在内收肌结节附近呈三角形，分前后两股，前股自股骨内髁至胫骨体内侧面的扁长纤维束，前股的深部纤维与关节囊相融合，并有一部分与内侧半月板相连。

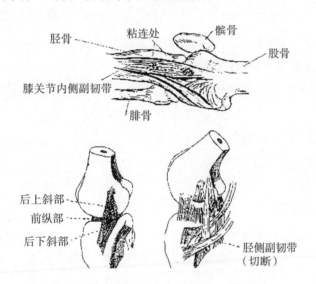

图 14－9　膝关节内侧肌肉韧带附着处分布

缝匠肌起于髂前上棘，斜越大腿前面之全长，经股直肌、股内侧肌前面至下端变为一扁平薄腱，越过股薄肌及半腱肌的浅面，至膝关节内侧，止于胫骨粗隆内侧面和胫骨前缘上端内侧，一部分移行于小腿筋膜。

二、病因病理

（1）当膝关节处于半屈位时，暴力作用于膝外侧，使小腿突然外翻或伴有外旋力，导致膝关节内侧相应的附着肌肉韧带损伤，产生出血、水肿、粘连等一系列软组织损伤症。

（2）由于股外侧的阔筋膜张肌的慢性或急性损伤炎症波及缝匠肌，导致缝匠肌紧张性收缩引起膝关节内侧疼痛。

（3）缝匠肌本身的肌肉急慢性损伤，导致膝关节内侧肌肉附着点疼痛。

（4）髂胫束损伤时也可引起膝关节内侧疼痛（后文附录处有专篇论述）。

三、临床表现

（1）患者关节内侧疼痛，疼痛以活动时加重，休息后减轻。

（2）膝关节内侧局部肿胀，压痛明显，部分急性损伤患者局部皮肤可青紫，少数膝关节内侧皮温略升高。

（3）少数患者膝关节内侧平时一般无明显疼痛，仅在行走下蹲时感疼痛不适。

（4）检查膝关节内侧可触及条索状结节物。

四、诊断

（1）有明显上述肌肉的外伤史或慢性劳损史。

（2）内侧副韧带损伤时，膝关节内侧疼痛，轻度肿胀局部压痛，严重者功能障碍不能行走。缝匠肌损伤者膝关节内侧无压痛，仅行走下蹲时感内侧疼痛。

五、治疗

1. 选点
a 点：膝关节内侧处的阳性点（多为膝关节内侧副韧带的起止点）。

b 点：髂前上棘缝匠肌起点处的阳性点。

2. 针具
a 点：选用小号圆利针。

b 点：选用中号圆利针。

3. 操作

患者仰卧暴露治疗部位，常规消毒。

a点：针尖向膝关节内侧条索方向斜刺，以针尖穿过结节为度，当针感消失时出针，用干棉球按压针眼1~2分钟。

b点：针尖向下肢方向略向下斜刺，针刺深度为5~6cm，当针感消失时，用干棉球按压针眼1~2分钟，以达到放松缝匠肌的目的。

第十一节　小腿三头肌损伤

本病又称"腓肠肌损伤"，临床上较常见，多由外力使小腿肌肉过度收缩或拉长所致。急性损伤多发于青壮年，慢性损伤多发于中老年和经常站立工作的人。

一、局部解剖

小腿三头肌由腓肠肌内侧头、外侧头和比目鱼肌组成，故名小腿三头肌。腓肠肌内侧头起自股骨内侧髁上的三角形隆起，外侧头起自股骨外髁的压迹的近侧端，腓肠肌的二肌腹增大，在腘窝下角彼此邻近，所成夹角为25°~30°，此两个头虽然汇合，但实际上他们是相互分开的，直到小腿后部中点相连为扁宽的腱膜，向下与比目鱼肌肌腱相合为粗大的肌腱即跟腱。

比目鱼肌位于腓肠肌的深面，起于胫骨腘线、胫骨内侧缘中1/3处，腓骨头及腓骨干上1/3处的后面及胫腓二骨起端间的纤维弓，向下到小腿中部以下，移行为扁腱，参与跟腱的形成。

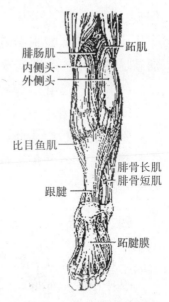

图14-10　小腿三头肌肌肉附着处分布

上述3个头在小腿中下部会合，在小腿的上部形成膨隆的小腿肚，向下延续为跟腱，止于跟骨结节。

小腿三头肌受胫神经支配，主要作用是行走时能抬起足跟，即趾屈踝关节，如上端固定亦能屈膝关节；腓肠肌内、外侧头可使小腿内外旋动，当人体直立时，有加强固定膝关节的作用，并调节小腿与足的位置，防止身体前倾。

二、病因病理

（1）本病的发生多由直接或间接外力，使小腿肌肉主动收缩过猛或被动牵拉过度所致，如从高处跳下足着地、突然剧烈奔跑等。

（2）因受凉、急性损伤或慢性积累性劳损而致，直接暴力多为肌腹及跟腱损伤，慢性劳损多在肌肉的起点，肌肉与肌腱联合部。

三、临床表现

（1）患者多有外伤史，在运动中损伤多见，与一定的职业有关，急性损伤后，数小时后局部肿胀、疼痛，并有广泛的皮下出血，小腿不敢伸直，屈曲受限，劳累后加重，休息后缓解。慢性损伤者，局部肿胀不明显，仅感局部酸胀不适，行走、站立或上下楼时可出现局部疼痛，特别做足尖着地的跳跃运动时更为明显。

（2）天气变化、寒冷潮湿刺激可引起疼痛或使之加重。

（3）严重者，可出现小腿肌肉废用性萎缩。

（4）肌肉抗阻力收缩试验（＋）：患者平卧，双下肢伸直，医者双手握着足底，令患者跖屈时给以对抗的力量，在对抗过程中，若出现疼痛即为阳性。

四、诊断

（1）有外伤及劳损史。

（2）小腿后部疼痛、酸胀不适，常因劳累后加重，休息或适量活动后减轻，可反复发作。

（3）主要在小腿后部有广泛压痛，疼痛轻重不等，常在腓骨头后弓有明显压痛点，晚期可触及较硬的瘢痕组织，步行困难。

（4）肌肉抗阻力收缩实验（＋）。

五、治疗

1. 选点

a 点：腓肠肌内、外侧头肌肉附着点处的阳性点。

b 点：跟腱上方1cm处的阳性点。

c 点：腓肠肌肌肉与肌腱的交会点即承山穴附近处的阳性点。

2. 针具

a 点：小号圆利针。

b 点：1.5寸毫针（此处圆利针针刺过于疼痛，遂选取毫针）。

c 点：选用大号圆利针。

3. 操作

患者俯卧位暴露治疗部位，常规消毒。

a 点：针尖向下方斜刺，针刺深度为3cm左右，以针尖穿过结节点为度，当针感消失后出针，用干棉球按压针眼1~2分钟。

b 点：毫针常规在跟腱上向肌腹方向斜刺，深度为3~5cm。

c 点：针尖向腓肠肌肌腹上斜刺，先将针向左右斜刺达到针刺要求后，将针退至皮下，然后将针向腓肠肌中央斜刺，使3针出现扇形刺，达到针刺要求后出针，用干棉球按压针眼1~2分钟。

第十二节　膝后疼痛综合征

本病主要为膝关节后侧即腘窝部疼痛，如压迫胫总神经可引起膝后正中疼痛，并向小腿后侧有放射性麻痛，在膝痛的发病率中占1/5~1/4。

一、局部解剖

本病主要涉及半腱肌、半膜肌、股二头肌、腓肠肌、跖肌、腘肌等6块肌肉。

半腱肌、半膜肌是大腿后面的肌肉，是腘绳肌的组成部分，上起自坐骨结节，止于胫骨上端内侧面，构成腘窝的内上壁，其主要作用是后伸大腿并屈小腿，使之内旋。

股二头肌也是腘绳肌的组成部分。后于大腿后外侧，上起自坐骨结节，下止于膝部后下外方的腓骨小头，构成腘窝的外上壁，其主要作用为伸大腿、屈小腿和使小腿稍外旋。

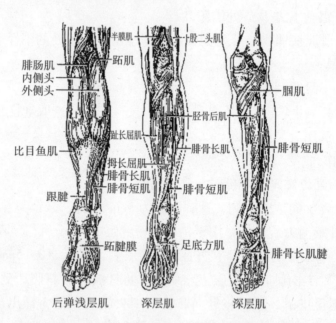

后弹浅层肌　　　　深层肌　　　　深层肌

图 14 –11　膝关节后侧深层、浅层肌肉附着处分布

腓肠肌是小腿后侧的主要肌肉，位于腘窝及小腿的后方，其内、外侧二头分别起自股骨的内、外上髁的后侧，并在起始处各有一黏液囊；内侧头较强起点也稍高于外侧头，二头相合，约在小腿中部移行为腱组织而止于跟骨结节，其作用是屈小腿，屈足及稍外旋。

跖肌是一个退化的肌肉，有小的棱形肌腹和很长的细腱，在腓肠肌外侧头附着点之上，起自股骨外上髁，一部分起自关节囊，其后有腓肠肌，前面有比目鱼肌和腘肌，在小腿下 1/3 处与跟腱结合或独自止于跟骨结节。

腘肌短而扁，起自股骨外上髁后下方的小窝，起点处也有一恒定的腘肌束，向下内行并扩大而止于胫骨后腘线以上部分，其作用是紧张膝关节囊，屈小腿和使小腿旋内。

二、病因病理

（1）本病多因频繁的小腿伸屈活动如游泳、踢足球等及其他骤然屈膝活动，而引起肌肉的损伤。

（2）固定足踝部，小腿骤然扭转活动等引起上述肌肉的起止点急性损伤而产生膝后侧疼痛。

（3）损伤局部肿胀压迫胫总神经引起疼痛，可向小腿后侧传射，故易被误诊为腰突症，但无腰突的其他神经激惹征象。

三、临床表现

（1）本病常在病痛局部有明显压痛点，因此压痛点可以明确诊断，确定发生病变的肌肉软组织。

（2）患者膝关节后部疼痛，行走时疼痛加重，疼痛可向腓肠肌放射。

（3）膝关节被动过屈时疼痛，患者往往不能下蹲，蹲位时疼痛加重。

四、诊断

（1）腘窝内侧疼痛，常为半腱半膜肌止点或腓肠肌内侧头附着点病变所致，可在胫骨上端内侧面或股骨内上髁后侧找到明显压痛结节点，有的病人还可向小腿后侧传射。

（2）腘窝外侧疼痛常为股二头肌止点或腓肠肌外侧头附着点病变所致，可在膝后下外方的腓骨小头或股骨外上髁处找到明显压痛结节点，有的病人可有小腿后侧传射痛。

（3）股外上髁的后上方压痛常为跖肌附着点病变所致；股外上髁的后下方压痛常为腘肌附着点病变所致。

（4）膝关节正中疼痛常为胫神经病变引起，压痛点位于腘窝正中，并常向小腿后侧传射麻痛，病重者影响行走和站立。

（5）小腿屈曲抗阻试验（＋）。

五、治疗

1. 选点

a 点：半腱肌、半膜肌止点处的阳性点。

b 点：股四头肌止点处的阳性点。

c 点：腓肠肌内外侧头附着点处的阳性点。

2. 针具

小号圆利针。

3. 操作

患者俯卧位暴露治疗部位，常规消毒。

a 点：针尖垂直向下，针刺深度为 3cm 左右，以针尖穿过结节点为度，达到针刺要求后出针，用干棉球按压针眼 1～2 分钟。

b 点：刺法同 a 点。

c 点：刺法同 a 点。

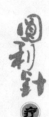

第十三节　跖管综合征

此病也称"踝管综合征"，因踝管狭窄所致管内的胫后神经和血管受压所引起的一种以足底阵发性麻木、疼痛为主要特点的临床症候群。本病病理机制与腕管综合征相似，但在临床上较之少见。

一、局部解剖

跖管又称"踝管"、"跗管"，长约 2～2.5cm，是进入足底之门户，位于内踝后下方，是由骨纤维组织构成的一条管道，其浅面为分裂韧带，深面为距骨、跟骨及关节囊组成的弓状面。

分裂韧带又称屈肌支持带，起于内踝尖，向下向后止于跟骨内侧骨膜，该韧带斜跨于胫骨内踝和跟骨结节之间，韧带深面向跟骨发出间隙，将通过踝管的各肌腱与神经血管分为 4 个骨性纤维管道。

胫后神经通过内踝后面，在屈肌支持带下面发出 1～2 根分支，供应足内侧皮肤，胫后神经通过踝管后发出的踝内侧神经，则支配足拇外展肌、5 个趾短屈肌、第一蚓状肌内侧 3 个半足趾的感觉，踝外侧支渚入拇外展肌深面，通过拇长屈肌腱旁纤维弓；然后经过足踝面，支配踝方肌、外小趾展肌和外侧的一个半足趾的感觉，故从局部解剖看，若胫后神经在踝管内受压，可产生 3 个分支的相应症状。

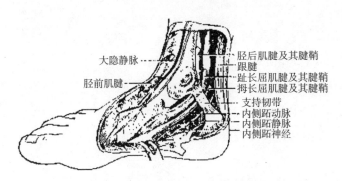

图 14 - 12　踝管周围神经与韧带附着处分布

二、病因病理

（1）本病急性损伤多发于青壮年，男性多见，多为从事体力劳动或体育运动者，慢性损伤多发于年龄较大者。

（2）本病的主要原因是踝部扭伤或局部的慢性劳损，或由于足外翻畸形，以致分裂韧带紧张性增加，加重了对胫后神经、血管、肌腱的压迫或使肌腱在腱鞘内的摩擦增加，导致肌腱和腱鞘的充血、水肿、引起腱鞘炎。长期的炎症刺激，使腱鞘肥厚即结痂，踝管内容物体积因此增大，因踝管为骨性纤维管，缺乏伸缩性，不能随之膨胀，因而管腔相对狭窄，于是管内压力逐渐增高，由此产生胫后神经受压症状，则可产生胫后神经的 3 个神经分支的相应症状和体征。

三、临床表现及诊断

（1）疼痛：病人往往主诉患足的跖面有烧灼或针刺痛，活动及久站后症状加重，休息减弱，反复发作，过度活动或突然增加踝关节的活动，则内踝部及足底或足底侧麻刺痛可突然加重，休息后仍不消失，起立或步行可加剧症状。

（2）足底感觉减退或消失：当足底内侧神经受压时，为内侧 3 个半趾；足底外侧神经受压时，为外侧 1 个半趾；跟内侧神经受压时，为足跟内侧。

（3）Tinel 征阳性：叩击或重击内踝后面的胫后神经处往往引起急性疼痛或麻木发作。

（4）踝关节过度背伸，足外翻时，可使疼痛加剧，踝关节叩击痛阳性，疼痛可向足底部窜麻或针刺感。

（5）早期 X 线片无明显异常，晚期可见跟骨内侧有骨赘形成。

四、治疗

1. 选点

a 点：分裂韧带起点处的阳性点。

b 点：分裂韧带止点处的阳性点。

c 点：内踝尖与跟腱中点处的阳性点。

2. 针具

选用小号圆利针。

3. 操作

患者侧卧位，患肢在下，暴露治疗部位，常规消毒。

a 点：针尖沿分裂韧带走向 45°角进针，针尖向内下方向斜刺 1cm 左右，当针尖穿过韧带针感消失后出针，用干棉球按压 1~2 分钟即可。

b 点：针尖沿分裂韧带走向以 45°角进针，针尖向外上方斜刺 1cm 左右，当针尖穿过韧带针感消失后出针，用干棉球按压 1~2 分钟即可。

c 点：针尖沿与分裂韧带垂直方向由足尖向足跟方向平刺，当针尖穿过韧带针感消失后出针，用干棉球按压 1~2 分钟即可。

小　结

下肢软组织损伤病中按发病部位，分为几块论述。如髂胫束综合征、缝匠肌劳损、股骨大转子综合征为一大块，因他们的发病部位相近，症状也有些相似。髂胫束损伤会引起膝关节内侧痛，行走跛行等缝匠肌损伤症状。但他们的区别点是髂胫束损伤在阔筋膜张肌处可扪及痛性条索状挛缩的肌肉及髂胫束紧张试验阳性。另外，还应与股骨大转子综合征相区别，虽然他们都有大粗隆处疼痛和髋关节活动受限的共同临床症状，其区别点也是上面与缝匠肌鉴别的髂胫束损伤的特有的临床表现来加以区别。

股四头肌损伤、股二头肌损伤、股内收肌损伤、股外侧皮神经损伤以及腘绳肌损伤这五个病分别为股骨前、后、内、外的四个部位的疾病，根据其病变部位区别起来比较容易，关键是找出其压痛点的部位及功能受限的动作即可区分是哪一块肌肉软组织病变。

股神经卡压综合征，本病主要要与 L_3、L_4 椎间盘突出相鉴别，他们的共同点都有膝反射减弱或消失、伸膝无力、股四头肌瘫痪或肌力下降。区别点为 L_3、L_4 椎间盘突出在 L_3、L_4 棘突旁压痛，股神经卡压综合征的压痛点在髂骨部及股三角区，CT 及磁共振在 L_3、L_4 节段椎间盘扫描时提示腰突症，有助于确诊。股四头肌损伤的压痛点多位于肌腹上，起止点也可以有压痛，临床上有明显的外伤史，区别起来较容易。

膝关节的疼痛临床上是非常常见的疾病，其中多数是由于软组织损伤所引起，也有些是由于骨质增生、韧带钙化所引起，治疗上我们认为其治疗的主要方法是分析膝关节周围的肌肉软组织是否存在痉挛这一症状，只要是有软组织痉挛存在，膝关节周围的动力性平衡就受到破坏，也就会发生对侧及上、下肌群的补偿性股痉挛，也就是补偿调节或系列补偿调节，从而引起多块软组织损伤。根据临床经验，膝关节内侧疼痛所累及的软组织有内侧副韧带和缝匠肌；膝关节髌骨上下缘疼痛，累及的肌肉多与肌四头肌有关；膝关节后侧疼痛多与小腿三头肌、半腱半膜肌、股二头肌、腓肠肌、跖肌、腘绳肌等软组织有关。临床上只要根据膝关节的疼痛部位，分析常常累及的肌肉软组织，从而用圆利针根据选点原则加以治疗，其疗效是十分肯定的。

下肢肌肉起止点附着处分布（图 14 - 13 至图 14 - 17）。

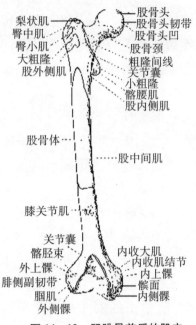

图 14-13 胫腓骨前后的肌肉
附着处分布

梨状肌
臀中肌
臀小肌
大粗隆
股外侧肌

股骨头
股骨头韧带
股骨头凹
股骨颈
粗隆间线
关节囊
小粗隆
髂腰肌
股内侧肌

股骨体

股中间肌

膝关节肌

关节囊
髂胫束
外上髁
腓侧副韧带
腘肌
外侧髁

内收大肌
内收肌结节
内上髁
髌面
内侧髁

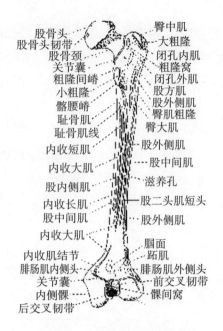

图 14-14 右股骨内外侧的
肌肉附着处分布

股骨头
股骨头韧带
股骨颈
关节囊
粗隆间嵴
小粗隆
髂腰嵴
耻骨肌
耻骨肌线
内收短肌
内收大肌
股内侧肌
内收长肌
股中间肌
内收大肌
内收肌结节
腓肠肌内侧头
关节囊
内侧髁
后交叉韧带

臀中肌
大粗隆
闭孔内肌
粗隆窝
闭孔外肌
股方肌
股外侧肌
臀肌粗隆
臀大肌
股外侧肌
股中间肌
滋养孔
股二头肌短头
股外侧肌
腘面
跖肌
腓肠肌外侧头
前交叉韧带
髁间窝

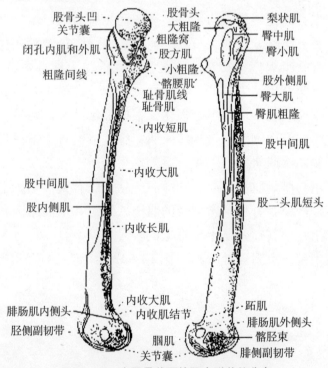

图 14-15 右股骨前面的肌肉附着处分布

股骨头凹
关节囊
闭孔内肌和外肌
粗隆间线

股骨头
大粗隆
粗隆窝
股方肌
小粗隆
髂腰肌
耻骨肌线
耻骨肌
内收短肌

内收大肌

股中间肌
股内侧肌

内收长肌

腓肠肌内侧头
胫侧副韧带

内收大肌
内收肌结节
腘肌
关节囊

梨状肌
臀中肌
臀小肌

股外侧肌
臀大肌
臀肌粗隆

股中间肌

股二头肌短头

跖肌
腓肠肌外侧头
髂胫束
腓侧副韧带

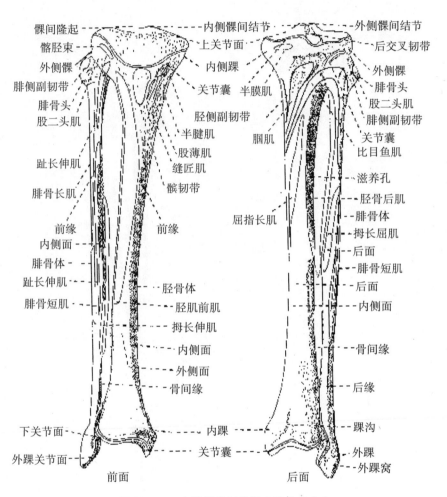

图 14-16　右股骨前侧的肌肉附着处分布

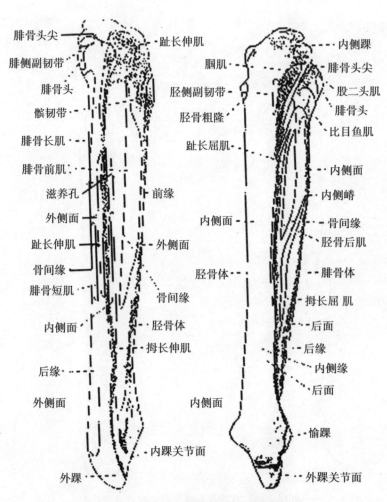

腓骨头尖　　　　　　趾长伸肌
腓侧副韧带
腓骨头
髌韧带
腓骨长肌
腓骨前肌
滋养孔　　　　　　　前缘
外侧面
趾长伸肌　　　　　　外侧面
骨间缘
腓骨短肌
内侧面　　　　　　　骨间缘
　　　　　　　　　　胫骨体
后缘　　　　　　　　拇长伸肌

外侧面

　　　　　　　　　　内踝关节面
外踝

腘肌　　　　　　　　内侧踝
胫侧副韧带　　　　　腓骨头尖
胫骨粗隆　　　　　　股二头肌
趾长屈肌　　　　　　腓骨头
　　　　　　　　　　比目鱼肌
　　　　　　　　　　内侧面
内侧面　　　　　　　内侧嵴
　　　　　　　　　　骨间缘
　　　　　　　　　　胫骨后肌
胫骨体　　　　　　　腓骨体
　　　　　　　　　　拇长屈肌
　　　　　　　　　　后面
　　　　　　　　　　后缘
　　　　　　　　　　内侧缘
　　　　　　　　　　后面
内侧面

　　　　　　　　　　愉踝
　　　　　　　　　　外踝关节面

图 14 – 17　胫腓骨内外面的肌肉附着处分布

第十五章　脑中风后遗症

一、概述

脑中风系脑部或供应脑的颈部动脉病变引起的脑局灶性血液循环障碍，导致以局部神经功能缺失为特征的一组疾病，分为缺血性脑中风和出血性脑中风两大类，缺血性主要包括脑血栓和脑梗死；出血性主要包括脑出血和蛛网膜下腔出血。脑血管意外的共同特点为起病急骤，病势凶猛，病情多危重，死亡率和致残率较高。急性期过后，根据病灶的部位和病情轻重的不同，往往遗留下不同程度的偏瘫、失语等后遗症，本病在急性期缺血性脑中风采用抗血栓、扩溶、降低颅内压以及扩张脑血管等治疗方法；出血性中风常用控制血压、控制脑水肿、降低颅内压、止血以及手术等方法治疗，在后遗症期采用针灸、推拿功能训练为主要治疗手段。

祖国医学根据发病深浅和病情程度不同分为中脏、中腑、中经络3种。中脏腑表现为闭症与脱症，病在心与肝的多表现为闭症，阳气偏盛于上，闭阻心神，痰浊上扰，蒙蔽心窍。病在心与肾的多表现为脱症，主要是由于阴亏于下，阳气浮越于上，阴阳相离所致，如闭症失治或治疗不当也可转为脱症，多预后不良。痰血瘀阻，气机不畅而出现偏瘫失语，口眼歪斜，肌肤不仁，肢体运动不灵活，半身不遂，舌强不语或失语，病在经络为中经络。

中风，西方医学根据病程长短，分为3期：①中风急性期：指发病后2周之内，由于此期瘫痪的肢体肌力下降、肌张力消失、反射消失，不能自主运动，故又称软瘫期，其中发病后1周之内，病情变化较大，称之中风急性期早期或中风超早期，这一期的特点是病情不稳定，常有骤然变化和意外，治疗以挽救生命和控制进展为主。②中风痉挛期：指发病2~4周之间，此期的主要表现为联合反应，共同运动，紧张性反射，肌张力增高和痉挛状态，也叫硬瘫期，大多数患者在此期内被治愈，只有少数患者进入后遗症期。③中风后遗症期：指发病 6 个月以上未痊愈，仍有运动障碍、感觉障碍、言语障碍、共济障碍、认知障碍等。

二、立法治则

圆利针治疗中风后遗症是以醒脑开窍和调节患侧上下肢软组织的肌力及肌张力为出发点选取穴位的，出血性脑中风一般两周后开始治疗，脑梗塞则当天即可治疗。

十二经络中与脑部关系最为密切的是督脉，督脉总督全身十二条经络，为经脉之首，督脉入脑总司全身，是调节脑部病变的重要经脉。膀胱经脉上，全身五脏六腑在其经络上都有其反应点即背俞穴，可调节五脏六腑的功能，另外膀胱经脉循行入脑，也可调节脑部的气血，治疗脑部病变（经络所过主治所疾），脑中风从中医理论来说，督脉有其重要的因素，可以起到醒脑开窍的作用。脑中风也与多个脏腑关系密切，如：心、肝、脾、胃等，其病变涉及多个脏腑，而全身经络中只有膀胱经这一条经络与全身五脏六腑关系最为密切，所以脑中风的治疗离不开这两条重要的经络，而这两条经络都选取的话，穴位较多，华佗夹脊穴位于督脉及膀胱经经脉之间，可以沟通二经经气，有一穴通两经的作用。所以笔者认为根据华佗夹脊穴的特点，临床上醒脑开窍常选用华佗夹脊穴来代替督脉和膀胱经经脉上的穴位治疗脑血管病。这样选穴既少又可以沟通二经达到醒脑的目的。

西医认为四肢肌肉在失去神经支配的情况下，肌肉软组织 6 小时开始变性，蛋白质开始分解，胶原蛋白增多，其性质与软组织损伤的变化相一致，因此可以将脑中风四肢肌肉瘫痪看成软组织损伤来治疗。

三、临床选穴

1. 醒脑开窍穴

将华佗夹脊穴从大椎夹脊至尾椎夹脊分为 4 等分，共 5 个夹脊穴为针刺点，如第一次选大椎穴旁夹脊、神道穴旁夹脊、筋缩穴旁夹脊、命门穴旁夹脊、腰俞穴旁夹脊共 5 穴为针刺点，下一次针刺点为前 4 个夹脊穴依次向下选一个夹脊穴，而腰俞旁夹脊穴则向上选一个夹脊穴共组成 5 个夹脊穴为针刺点。依此类推，将夹脊穴分成三组交替针刺。

2. 四肢部位的选穴

治疗中风偏瘫与治疗软组织损伤的针刺点选法不同，疼痛劳损性疾病的软组织损伤多选定动作参与肌群中的辅助肌肉，如肌块小、肌力弱的肌肉作为治疗对象，而中风偏瘫因其机理是动作的丧失、关节不能运动、多考虑关节运动中起主导作用的肌肉来作为治疗肌肉，肌块小、肌力弱的肌肉往往不予考虑，这一点与软组织损伤病中的选点是截然不同的。

选点时我们还要根据日常生活和工作中最为密切、最为重要的动作来确定参与的肌肉，从而确定治疗点，硬瘫中对肌张力亢进的肌肉我们不选取，以免因圆利针的刺激反而加重其肌张力，而是根据近代康复技术增强拮抗肌肌力，来达到消除肌张力亢进肌肉的痉挛状态，从而达到治疗目的。

根据以上理论，软瘫患者上肢与日常生活较密切的几个动作为肩关节上举、肘关节的屈伸、手指的抓握与伸展几个动作。下肢与日常工作生活较密切的几个动作为髋关节的屈曲，膝关节的屈曲与伸直，踝关节的背伸等。以上动作所参与的主要肌肉上肢为：三角肌、肱二头肌、肱三头肌以及前臂的手指伸屈肌群为选定的治疗肌肉；下肢为髂腰肌、股四头肌、腘绳肌以及胫前肌为选定的治疗肌肉。

硬瘫患者因其上肢处于屈曲位痉挛，下肢处于伸直位痉挛，根据前面所述原则：利用肌肉的交互抑制原理，上肢我们选定伸肌，下肢选定屈肌来消除过高的上肢屈肌的肌张力和下肢伸肌的肌张力。根据以上原则，上肢选用三角肌、肱三头肌、前臂的伸指肌群为治疗肌肉；下肢选用髂腰肌、腘绳肌、胫前肌为治疗肌肉。

在中风偏瘫的治疗中需要说明的是，中风偏瘫的四肢部位的治疗我们把肌肉当成软组织损伤来治，其选定的肌肉的起止点，一般无压痛。这一点与前面我们所治的软组织损伤不同，针刺时只针刺肌腹这一点即可，而起点与止点则不必针刺，因此具体的针刺点即选在所选定的肌肉的肌腹上。

四、针具

华佗夹脊穴针具为小号圆利针，其余四肢肌肉都选用大号的圆利针。

五、操作

所选的治疗点根据部位选取合适的体位，暴露治疗部位，常规消毒。

华佗夹脊穴向脊柱方向针刺1.5cm，四肢肌肉均选用斜刺，使针体穿过肌腹，留针半小时出针，每天针刺一次。

［附］：关于中风后遗症合并症状的治疗

中风后遗症除肢体瘫痪外，还合并了多种常见的并发症，临床上我们采用传统毫针针刺疗效十分显著，现介绍如下。

1. 中风失眠

中风后失眠是中风后常见的并发症，调查显示，在缺血性中风病人中有56.7%的人患失眠症状，无论失眠症状单独存在或作为中风后抑郁和中风后焦虑的一种表现，都影响患者的预后。

选穴：腕踝针的上1区，取双侧。

针具：用1.5寸毫针。

操作：向上沿皮浅刺，留针30分钟。

2. 中风焦虑

中风病伴发的焦虑状态临床发病率较高，严重影响患者预后，我们以安神舒郁立法，选用具有调节心神的穴位来治疗。

选穴：四神聪、神门、神庭、精神等穴。

针具：选用1.5寸毫针。

操作：四神聪、神庭向百会方向透刺，神门向上肢方向透刺，精神穴向耳根方向透刺，留针30分钟。

3. 中风手脚水肿

中风患者，尤其是恢复期的患者，因自身重力及血液循环障碍的影

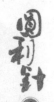

响出现手脚肿胀的情况临床十分普遍，如不及时处理对后期的康复有很大的影响。

选穴：上肢选商阳、少商、外关穴，下肢选三阴交、复溜、阴陵泉穴。

针具：选用2寸毫针及三棱放血针。

操作：商阳、少商穴多采用点刺放血疗法，先用细绳子将指头根部缚紧2分钟，使拇指及食指的指头颜色瘀黑后即点刺商阳、少商各放血5~10滴；外关穴采用刺络拔罐的方法，拔出血液3~5mL即可；三阴交、复溜采用毫针针刺，留针30分钟；阴陵泉采用刺络放血疗法，拔出血液3~5mL，以上方法每天1次。

4. 中风失语

失语是中风的常见症状，是由于大脑皮层（优势半球）的语言中枢损伤所引起，主要表现为对语言理解和表达能力丧失。失语可分为运动性失语（丧失说话能力，但理解别人说话的意思）、感觉性失语（听不懂别人说话的内容，答非所问）、混合性失语（运动性失语和感觉性失语二者并存），一般来说针灸治疗主要是针对运动性失语的治疗，感觉性失语及混合性失语针刺疗效较差。

选穴：大椎穴、失音穴（董氏奇穴位于膝关节内侧股骨内髁的上下各1寸处共二穴）、三阴交、中封、太溪、语门穴（位于舌背后距舌尖1.5cm舌系带旁开1cm）。

针具：锋钩针、1.5寸毫针、3寸毫针。

操作：大椎用锋钩针钩割后拔罐，3天治疗1次；三阴交、中封、太溪用1.5寸毫针针刺，失音穴用1.5寸毫针在骨突的上下分别以身体纵向垂直的方向平行刺入股骨内上髁上、下各一针，留针30分钟，每日治疗1次；语门穴先用干净纱布将舌尖包住，拉出口唇外，然后用三寸毫针向舌根方向针刺，当病人喊"啊"音时出针，此穴不留针，每日治疗1次。

5. 中风足内翻

中风患者多伴随有足内翻的情况，严重影响下肢的功能恢复，临床上我们用毫针针刺取得一定疗效。

选穴：至阴、足窍阴、解溪、申脉、照海。

针具：选用1.5寸毫针。

操作：上述穴位按十四经穴位的常规针刺方法操作，留针30分钟。

6. 中风大小便失禁

中风患者有少数伴随有大小便失禁的症状，多为年老体弱的患者或脑部病变较大的患者，治疗上多采用培元固本法来选穴。

选穴：中脘、气海、关元、足三里、秩边透水道、百会。

针具：1.5寸毫针、3寸毫针、6寸毫针。

操作：中脘、气海、关元用1.5寸毫针针刺，留针30分钟；百会穴用艾条悬灸确5~10分钟；足三里用3寸毫针针刺2.5寸深，留针30分钟；秩边穴用6寸毫针透水道穴，当患者有小便和肛门沉胀感时出针，不留针，以上方法每日1次。

7. 假性球麻痹

病变在桥脑或桥脑以上部位，造成延脑内运动神经核失去上部之神经支配，而出现的延髓麻痹，称为假性球麻痹；患者常出现饮水进食呛咳、吞咽困难、声音嘶哑或失音等，是临床上中风患者中较为常见的一种并发症。

选穴：失音穴、廉泉穴、胸骨舌骨肌、肩胛舌骨肌的止点、环状软骨的两侧、风池、完骨、天柱。

针具：1.5寸毫针、2.5寸毫针。

操作：失音穴同失语症操作方法针刺；廉泉穴用2.5寸毫针向舌根方向针刺后退针至皮下，再分别向舌根两侧针刺，不留针；环状软骨两侧用1.5寸毫针点刺，当针尖达到骨面后出针，不留针；风池、完骨、天柱穴用1.5寸毫针针刺，留针30分钟；胸骨舌骨肌、肩胛舌骨肌的止点，针刺与圆利针针刺方法一样，只是针具上用毫针。

8. 偏瘫患者五指拘挛屈曲

偏瘫患者尤其是硬瘫期患者，患手常常拘挛，不能伸展，严重影响上肢功能及手指功能的恢复。

选穴：腕骨穴或后溪穴。

针具：选用2寸毫针。

操作：腕骨或后溪穴交替选用，针尖向合谷方向透刺，边捻转患者的手指边松开，留针 30 分钟。一般患者针刺后手指拘挛可立即缓解，但过一段时间又会拘紧，这需要一段时间的治疗方可完全解除。

第十六章 肌肉的起止点、作用及其神经支配

表 16－1　颈、背肌起止点、作用、神经支配及脊髓节支配

肌群	肌名	起点	止点	作用	神经支配	脊髓节支配	检查的动作
颈浅肌群	胸锁乳突肌	胸骨柄、胸骨内侧端	颞骨乳突	一侧收缩使头向同侧侧屈，两侧收缩使头后低仰	副神经		头向侧屈
	肩胛舌骨肌	与名称一致		下降舌骨	舌下神经	颈丛 $C_1 \sim C_3$	舌向后拉
	胸骨舌骨肌						
颈深肌群	前斜角肌	颈椎横突	第1肋上面	上提第 1～2 肋助吸气	颈神经前支	$C_3 \sim C_4$	胸式深吸气
	中斜角肌						
	后斜角肌		第2肋上面				
浅肌群	斜方肌	上项线，枕外隆凸，项韧带，全部胸椎棘突	锁骨外 1/3 处肩峰、肩胛冈	拉肩胛骨向中线靠拢	副神经		肩胛骨内收
	背阔肌	下 6 个胸椎棘突，全部腰椎棘突，髂嵴	肱骨小结节嵴	上臂后伸、内收及内旋	胸背神经	$C_6 \sim C_8$	上臂后伸向中线靠拢
	肩胛提肌	上位颈椎横突	肩胛骨内侧角	上提肩胛骨	肩胛背神经	$C_4 \sim C_6$	上提肩胛骨
	菱形肌	下位颈椎和上位胸椎棘突	肩胛骨内侧缘	上提和内牵肩胛骨	肩胛背神经		肩胛骨内收和上提
深肌群	竖脊肌	骶骨后面及其附近，下位椎骨的棘突、横突、肋骨等	上位椎骨的棘突横突，肋骨及枕骨	伸脊柱、降肋、仰头	脊神经后支		向后弯腰

表 16-2　胸、腹部起止点、作用、神经支配及脊髓节支配

肌群	肌名	起点	止点	作用	神经支配	脊髓节支配	检查的动作
胸上肢肌	胸大肌	锁骨内侧半，胸骨，第1~6肋软骨	肱骨大结节嵴	内收、内旋及屈上臂	胸前神经	$C_5 \sim T_1$	内收上臂
	胸小肌	第3~5肋骨	肩胛骨喙突	拉肩胛骨向前下			肩关节向前伸展
	前锯肌	第1~8肋骨	肩胛骨内侧缘及下角	拉肩胛骨向前	胸长神经	$C_5 \sim C_7$	同上
前外侧群	腹直肌	耻骨嵴	胸骨剑突第5~7肋软骨	脊柱前屈增加腹压	第5~12对肋间神经、髂腹下神经、髂腹肌沟神经		向前弯腰
	肌外斜肌	下8肋外面	白线，髂嵴腹股沟韧带	增加腹压脊柱前屈或旋转躯干			弯腰向健侧旋转
腹后肌群	腰方肌	髂嵴	第12肋	降第12肋，脊柱腰部侧屈	腰神经前支		向前弯腰并侧屈

表 16-3　肩肌起止点、作用、神经支配及脊髓节支配

肌群	肌名	起点	止点	作用	神经支配	脊髓节支配	检查的动作
外群	三角肌	锁骨外1/3处，肩峰和肩胛冈	肱骨三角肌粗隆	臂平举、内收、内旋和后伸外旋	腋神经	C_5、C_6	上臂外展
	冈上肌	冈上窝和冈上筋膜	肱骨大结节上区	臂向外平举略外旋	肩胛上神经	C_5、C_6	上臂外展
后群	冈下肌	冈下窝和冈下筋膜	肱骨大结节中区	臂内收、外旋	肩胛上神经	C_5、C_6	上臂外旋
	小圆肌	肩胛下部的背面和冈下筋膜	肱骨大结节下区和关节囊	臂内收、外旋	腋神经	C_5、C_6	上臂外旋
前群	大圆肌	肩胛骨下角的背面和冈下筋膜	肱骨小结节	臂内收、内旋稍后伸	肩胛下神经	C_5、C_6	上臂内旋
	肩胛下肌	肩胛下窝	肱骨小结节和肩关节囊	臂内收、内旋	肩胛下神经	C_5、C_6	上臂自前向后内收

肌群	肌名	起点	止点	作用	神经支配	脊髓节支配	检查的动作
前群	肱二头肌	长头：盂上粗隆 短头：喙突	桡骨粗隆	臂前举、屈前臂并微内旋	肌皮神经	C_5、C_6	前臂屈曲、前臂旋后
	喙肱肌	肩胛骨喙突	肱骨中部前面及臂内侧肌间隔	臂前举、微内收	肌皮神经	$C_5 \sim C_7$	上臂内收、前臂屈曲
	肱肌	肱骨前面下半部及臂两侧肌间隔	尺骨粗隆及肘关节囊	屈前臂	肌皮神经	C_5、C_6	前臂屈曲
后群	肱三头肌	长头：盂下粗隆 内侧头：肱骨后面，桡神经沟以下，内、外侧肌间隔 外侧头：肱骨后面，桡神经沟以上，臂外侧肌间隔	鹰嘴内侧头的一部分肌纤维止于肘关节囊	伸前臂并使上臂微内收	桡神经	$C_6 \sim C_8$	前臂伸直
	肘肌	肱骨外上踝	鹰嘴，尺骨背面上 1/4 处	协助伸前臂	桡神经	C_7、C_8	前臂伸直

肌群	肌名	起点	止点	作用	神经支配	脊髓节支配	检查的动作
前群	肱桡肌	肱骨外侧缘下 1/3 处和臂外侧肌间隔	桡骨茎突	屈前臂并旋前	桡神经	C_5、C_6	前臂屈曲
	旋前圆肌	浅头：肱骨内上踝，臂内侧肌间隔 深头：尺骨喙突	桡骨中 1/3 处的前外侧面	屈前臂并旋前	正中神经	C_6、C_7	前臂旋前
	桡侧腕屈肌	肱骨内上踝及前臂筋膜	第2、第3掌骨底的前面	屈腕并旋前	正中神经	C_6、C_7	手向桡掌侧屈曲
	掌长肌	肱骨内上踝及前臂筋膜	掌筋膜	屈腕	正中神经	C_6、C_7	屈手

圆利针疗法——运动损伤中西医结合针灸疗法

肌群	肌名	起点	止点	作用	神经支配	脊髓节支配	检查的动作
前群	尺侧腕屈肌	肱骨内上髁及尺骨后面上 2/3 处	豌豆骨	屈腕及手内收	尺神经	C_7、C_8、T_1	向尺侧屈曲
	指浅屈肌	肱骨内上髁，尺骨粗隆，桡骨中 3/5 处的前面	第 2～5 指中节指骨底	屈第 2～5 指中节骨和屈腕	正中神经	C_7～T_1	示指、中指、环指、小指的中节屈曲
	指深屈肌	尺骨前面中部及前臂骨间膜	第 2～5 指末节指骨底	屈第 2～5 指末节指骨、屈腕、屈全指	尺神经支配 1/2，正中神经支配 1/2	C_7～T_1	桡侧部、示指、中指的末节屈曲；尺侧部环指、小指的末节屈曲
	拇长屈肌	桡骨中 1/3 份前面，及肱骨内上髁	拇指末节指骨底	屈拇指并外展	正中神经	C_7～T_1	拇指末节屈曲
	旋前方肌	尺骨下 1/4 前面	桡骨下 1/4 前面	旋前	正中神经	C_7～T_1	前臂伸直、抗阻力地使前臂旋前
后群	桡侧腕长伸肌	肱骨外上髁，外侧缘下部，及臂外侧肌间隔	第二掌骨的背面	屈前臂、伸腕、手外展	桡神经	C_6、C_7	手向桡侧伸直
	桡侧腕短伸肌	肱骨外上髁及前臂筋膜	第 2～5 指的指背腱膜	伸指并伸臂		C_6、C_7	手向桡侧伸直
	指总伸肌	肱骨外上髁及前臂筋膜	第 2～5 指的指背腱膜	伸指并伸腕		C_6～C_8	手的伸直
	小指固有伸肌	外上髁、前臂筋膜	第 5 掌骨底	伸腕和手内收		C_6～C_8	小指指节的伸直
	尺侧腕伸肌	外上髁，前臂筋膜及肘关节囊	第 5 掌骨底	伸腕和手内收			手向尺侧伸直

肌群	肌名	起点	止点	作用	神经支配	脊髓节支配	检查的动作
后群	旋后肌	尺骨旋后肌嵴，外上髁及肘关节囊等	桡骨上2/3处	前臂旋后	桡神经	C_5、C_6	前臂旋后
	拇长伸肌	尺、桡骨和前臂骨间膜等的中部背面	第一掌骨和拇短展肌	拇外展，手外展		C_6、C_7	拇指掌骨外展，手向桡侧伸直
	拇短伸肌	桡骨中部背面及骨间膜	拇指第一节指骨底	伸拇指第一节和拇指外展		C_6、C_7	拇指伸直
	拇长伸肌	尺骨中部背面及骨间膜	拇指末节指骨底	伸拇指末节和手外展		C_7、C_8	手向桡背侧伸直
	食指固有伸肌	同上	食指的指背腱膜	伸食指并伸腕		C_7、C_8	食指伸直

表 16-6 手肌起止点、作用、神经支配及脊髓节支配

肌群	肌名	起点	止点	作用	神经支配	脊髓节支配	检查的动作
外侧群（鱼际）	拇短展肌	腕横韧带和手舟骨结节	拇指近节指骨底的外侧缘和外侧籽骨	外展拇指	正中神经	C_6、C_7（或 C_8、T_1）	抗阻力地使拇指向掌面垂直举起
	拇短屈肌	浅头：腕横韧带 深头：腕辐状韧带及小多角骨	拇指近节指骨底的掌面及两侧籽骨	屈拇指	正中神经及尺神经	C_6、C_7（或 C_8、T_1）	抗阻力地屈曲其拇指指关节
	拇指对掌肌	大多角骨结节及腕横韧带	第1掌骨桡侧缘	对掌	正中神经	C_6、C_7（或 C_8、T_1）	抗阻力地使拇指指尖对触小指尖
	拇收肌	横头：第3掌骨的掌侧面 斜头：头状骨及腕横韧带	拇指近节指骨底	内收拇指、屈拇指	尺神经	C_8、T_1	拇指指四与掌面垂直，夹持纸片于拇指及手掌之间

肌群	肌名	起点	止点	作用	神经支配	脊髓节支配	检查的动作
内侧群（小鱼际）	小指展肌	豌豆骨和豆钩韧带	小指近端指骨的内侧缘	外展和屈小指	尺神经	C_7、C_8、T_1	手伸直，抗阻力地外展小指
	小指短屈肌	钩骨和腕横韧带	小指近端指骨的内侧缘	屈小指	尺神经	C_7、C_8、T_1	手伸直抗阻力地屈曲小指
	小指对掌肌	钩骨和腕横韧带	第5掌骨内侧缘	对掌	尺神经	C_7、C_8、T_1	抗阻力地使拇指指尖对触小指尖
掌中肌	蚓状肌	起于指深屈肌腱，经掌骨小头横韧带的掌侧，掌指关节的桡侧到指背	止于指背腱膜和近节指骨背面	屈近节指骨伸中、末节	正中神经	C_6、C_7（或C_8、T_1）	示指、中指、环指、小指根节屈曲与中节末节伸直
					尺神经	C_7、C_8、T_1	
	骨间掌侧肌（3）	起于第2掌骨的尺侧半部，第4~5掌骨的桡侧半部，细腱经掌骨小头横韧带的背侧到指背	从第2指骨的尺侧和第4~5指的桡侧止于同指近节指骨底和背面，以及指背腱膜	从第2、第4、第5指靠拢中指并屈近节指骨中、末节	尺神经	C_7、C_8、T_1	用力并拢各指，或使外展位的示指抗阻力地向内并拢
	骨间背侧肌（4）	掌骨之间隙的两侧，细腱经过掌骨小头、横韧带的背侧向前行	经第2~3指的桡侧和第3~4指的尺侧，止于第2~4指近节指骨底的背面，以及指背腱膜	使第2~4指离开中指，并屈近节指骨，伸中、末节	尺神经	C_7、C_8、T_1	抗阻力地分开手指（不包括小指），或抗阻力地外展示指

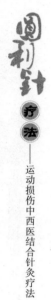

圆利针疗法——运动损伤中西医结合针灸疗法

表16－7　髋肌起止点、作用、神经支配及脊髓节支配

肌群	肌名	起点	止点	作用	神经支配	脊髓节支配	检查的动作
前群	髂腰肌①腰大肌②髂肌③腰小肌	第1～4腰椎体侧面及横突髂窝及髂前下棘的内侧第12胸椎体下部及第1腰椎体上部的外侧面	股骨大转子以薄筋膜止于髂耻隆起外的髂筋膜	屈大腿微外旋紧张髂筋膜	腰神经丛支和股神经支	$L_2 \sim L_4$ $L_2 \sim L_3$ （或 $L_3 \sim L_4$） $L_1 \sim L_2$	小腿伸直、大腿内收
后群	臀大肌	髂翼外面，骶、尾骨后面	股骨臀肌粗隆，一部分到髂胫束	伸大腿并外旋	臀下神经	$L_5 \sim S_2$	大腿外展
后群	阔筋膜张肌	髂前上棘及其后侧的髂嵴一部分	移行于髂胫束达胫骨上端	屈大腿，伸小腿，紧张髂胫束	臀上神经	$L_4 \sim S_1$	大腿屈曲
后群	臀中肌	髂翼外面（介于臀上线与臀下线之间）和臀肌膜	股骨大转子	外展大腿，前屈内旋（前半部）或后伸外旋（后半部）	臀上神经	$L_4 \sim S_1$	大腿外展
后群	臀小肌	髂翼外面（介于臀上线与臀下线之间）	股骨大转子前缘	外展大腿，微内旋	臀上神经	$L_4 \sim S_1$	大腿内旋
下群	梨状肌	骶骨前面外侧部	股骨大转子尖端	外旋大腿，协助外展后伸	骶丛支	$S_1 \sim S_2$	大腿外旋
下群	闭孔内肌	闭孔膜及其周围骨部，上孖肌起于坐骨棘下，下孖肌起于坐骨结节	股骨转子窝	外旋大腿	骶丛支	$L_5 \sim S_1$	大腿外旋
下群	股方肌	坐骨结节	转子间嵴	外旋大腿	骶丛支	$L_4 \sim S_1$	大腿外旋
下群	闭孔外肌	闭孔膜外面及其周围骨部	股骨大转子窝	外旋大腿微内收	闭孔神经	$L_3 \sim L_4$	大腿内收、外旋

表 16 - 8　大腿肌起止点、作用、神经支配及脊髓节支配

肌群	肌名	起点	止点	作用	神经支配	脊髓节支配	检查的动作
前群	缝匠肌	髂前上棘	胫骨体上端内侧面和小腿筋膜	屈大腿、屈小腿并微内旋	股神经	$L_2 \sim L_3$	髋关节屈曲（与大腿外翻）
	股四头肌 1. 股直肌 2. 股间肌 3. 股外肌 4. 股内肌	髂前下棘及髂臼上缘股骨体前面上 3/4 部股骨嵴外侧唇和大转子下部股骨嵴内侧唇	通过髌骨和髌骨韧带止于胫骨粗隆	屈大腿（股直肌）伸小腿	股神经	$L_2 \sim L_4$	小腿伸直
	膝关节肌	股骨体前面下 1/4 部	膝关节囊的前上部	紧张膝关节囊	股神经	$L_3 \sim L_4$	小腿伸直
内侧群	耻骨肌	耻骨梳及其附近	股骨的耻骨肌线	屈、内收并微外旋大腿	股神经（有时受闭孔神经支配）	$L_2 \sim L_3$	大腿内收
	长收肌	耻骨支前面和耻骨结节的下方	股骨嵴内侧唇中 1/3 处	内收和外旋大腿	闭孔神经	$L_2 \sim L_3$	大腿内收
	股薄肌	耻骨支联合部与坐骨支耻骨部	胫骨粗隆内下方及小腿筋膜	内收微屈大腿，屈小腿微内旋	闭孔神经	$L_3 \sim L_4$	大腿内收
	短收肌	耻骨支联合部	股骨嵴内侧唇上 1/3 处	内收外旋稍屈大腿	闭孔神经	$L_3 \sim L_4$	大腿内收
	大收肌	闭孔前下缘，坐骨结节	股骨嵴内侧唇上 2/3 处	内收和外旋大腿	闭孔神经及坐骨神经（胫骨神经）	$L_3 \sim L_5$	大腿内收
后群	股二头肌	长头：坐骨结节 短头：股骨嵴外侧唇	腓骨小头	伸大腿、屈小腿微外旋	坐骨神经	长头 $L_5 \sim S_2$ 短头 $L_5 \sim S_1$	大腿屈曲（在协助大腿伸直）小腿屈曲
	半腱肌	坐骨结节	胫骨粗隆内下方及小腿筋膜	伸大腿、屈小腿、微内旋		$L_5 \sim S_2$	
	半膜肌	坐骨结节	前束：胫骨内髁侧面 下束：腘肌筋膜 内侧束：腘斜韧带	伸大腿、屈小腿、微内旋		$L_5 \sim S_2$	

表 16-9　小腿肌起止点、作用、神经支配及脊髓节支配表

肌群	肌名	起点	止点	作用	神经支配	脊髓节支配	检查的动作
前群	胫骨前肌	胫骨上半部分的外侧面，小腿骨间膜及小腿筋膜	第 1 跖骨内侧面及第 1 跖骨底	足背屈并内翻	腓深神经	$L_4 \sim S_1$	背屈踝关节
前群	趾长伸肌	胫骨上端外侧面，腓骨小头胫骨前小腿骨间膜，小腿筋膜及前肌间隔	第 2～5 趾的趾背腱膜，支腱止于第 5 跖骨底背面，为腓骨节三肌	足背屈；趾背伸	腓深神经	$L_4 \sim S_1$	背伸第 2～5 趾
前群	拇长伸肌	小腿骨间膜和腓骨内侧面的中 3/5 处	拇趾末节趾骨底	伸拇趾，足背屈，内翻	腓深神经	$L_4 \sim S_1$	拇趾伸直，足的背屈
外侧群	腓骨长肌	腓骨小头，腓骨外侧面上 2/3 小腿筋膜及肌间隔	第 1 跖骨底及第 1 楔骨外侧面	足跖屈，外翻	腓浅神经	$L_4 \sim S_1$	足外翻
外侧群	腓骨短肌	腓骨外侧面下 1/3 分及肌间隔	第 5 跖骨粗隆及小趾伸肌腱	足跖屈，外翻	腓浅神经	$L_4 \sim S_1$	足外翻
后群	腓肠肌比目鱼肌	内侧头：内侧髁及附近腘肌线及腱弓	以跟腱止于跟骨结节	足跖屈	胫神经	$S_1 \sim S_2$	病人俯卧，抗阻力地向跖面屈曲踝关节
后群	跖肌	腘平面外下部及关节囊		屈小腿并内旋	胫神经	$L_4 \sim S_1$	散开及并拢足趾，足趾根节屈曲
后群	腘肌	股骨外侧髁外侧面上缘	胫骨腘肌线	足跖屈，拇趾跖屈	胫神经	$L_5 \sim S_1$	屈膝关节
后群	趾长屈肌	胫骨后面中 1/3 处，小腿筋膜深层	第 2～5 趾末节趾骨底	足跖屈，拇趾跖屈	胫神经	$L_5 \sim S_1$	在旋后时足的跖屈第 2～5 趾的末节屈曲
后群	拇长屈肌	腓骨后面下 2/3 处，后肌间隔及小腿筋膜深层	拇趾末节趾骨底	足跖屈并内翻	胫神经	$L_5 \sim S_2$	在旋后时足的跖屈拇趾末节屈曲
后群	胫骨后肌	胫骨腓骨后面及小腿骨间膜	肢舟骨粗隆和第 1 楔骨，一小部止于第 2～3 楔骨和第 2～4 跖骨，骰骨等		胫神经	$L_5 \sim S_1$	在旋后时足的跖屈

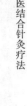

圆利针疗法——运动损伤中西医结合针灸疗法

表 16 –10　足肌起止点、作用、神经支配及脊髓节支配

肌群	肌名	起点	止点	作用	神经支配	脊髓节支配	检查的动作
足背群	拇短伸肌	跗骨窦前方跟骨的上面与外侧面	拇趾近节跖骨底	伸拇趾	腓深神经	$L_5 \sim S_1$	背伸拇指
	趾短伸肌		第 2 ~ 4 趾近节趾骨底	伸第 2 ~ 4 趾		$L_5 \sim S_1$	背伸足趾
内侧群	拇展肌	跟骨结节，舟骨粗隆，分裂韧带以及跖腱膜	拇趾近节趾骨底及内侧籽骨	外展微屈拇趾	足底内侧神经	$L_5 \sim S_1$	拇趾外展
	拇短屈肌	第 1 楔骨跖面，跖长韧带和胫骨后肌腱	拇趾近节趾骨底及内侧籽骨	屈拇趾	足底内侧神经	$L_5 \sim S_1$	拇趾根节屈曲
	拇收肌	斜头：跖长韧带，腓骨长肌腱第 3 楔骨和第 2、第 3 跖骨底 横头：第 3 ~ 5 跖趾关节囊	拇趾近节趾骨底及外侧籽骨	屈和内收拇趾	足底外侧神经	$S_1 \sim S_2$	拇趾内收
中间群	骨间背侧肌	骨的相对面	止于第 2 趾近节趾骨底的两侧面，第 3、第 4 趾近节趾骨底的外侧	拉第 3、第 4 趾离开第 2 趾	足底外侧神经	$S_1 \sim S_2$	抗阻力地分开手指（不包括小指），或抗阻力地外展示指

附　录

火提针点刺治疗口腔溃疡

1. 治法

嘱患者张口用络活碘在口腔粘膜溃疡面上常规消毒，根据溃疡面的大小选用师氏九针中的火提针，在酒精灯上烧至白亮，在溃疡面上快速轻轻地点刺一下，这时溃疡面因受针体热力的烧灼而留下一个白色的焦痂，如果溃疡面太大，就依上法将余下未形成焦痂的地方再用火提针点刺几下，直至整个溃疡面都形成一个白色焦痂即可（该刺法的操作要点是：动作一定要快，只轻快地点刺一下，否则时间过长会形成局部烫伤。针头加温时，一定要烧至白亮，否则温度过低，加上治疗速度快，溃疡面形不成应达到的焦痂要求，治疗效果也达不到），一般只需治疗1次。

2. 结果

治疗40例中，男15例、女35例，年龄最小6岁，最大72岁，病程最短1天，最长20天，全部病例均在治疗后1分钟左右溃疡疼痛消失，2~3天后溃疡面修复。治愈率100%。

3. 体会

口腔溃疡是一种常见的口腔黏膜病，可反复发作，发作时接触性疼痛，影响进食及说话。一般情况7~15天可自愈。西医以为其发生与病毒感染、自身免疫功能低下、内分泌及消化功能紊乱、神经营养障碍、遗传因素等有关，中医称为"口疮"、"口疡"，其发生多由心脾积热，胃火上炎，阴虚火旺，脾虚湿盛等引起。本文采用火提针点刺溃疡面的方法，最突出的特点是止痛快，修复快。近年来有学者对火针治病机理的研究中发现，火针治疗后，针体周围病理组织灼伤坏死，坏死的组织对机体来说，可作为一种刺激物引起周围健康组织的反应，首先有白细胞及巨噬细胞侵入，将变性的破坏物质吸收，吸收后缺损的细胞组织通过周围健康组织细胞的再生予以修复，重新恢复原有结构[1]。口腔溃疡面经火提针点刺后，局部因白细胞及巨噬细胞聚集，能迅速消除或改善局部的水肿充血，加快了循环，旺盛代谢，缩短了修复时间。另外火提针治疗后，溃疡面因热力的作用形成了白色的焦痂，将分布在溃疡局部的痛觉感受器灼伤坏死，失去其对疼痛的感受功能，从而使疼痛于治疗后1分钟左右消失，而治疗过程中，因治疗速度快，患者只有一过性轻微的灼热感，治疗痛苦小，老人小孩均易接受。值得说明的是此方法起不到根治的目的，下次复发使用本方法仍然有效。

参考文献

[1] 吴峻，等. 火针治疗慢性软组织损伤的实验研究 [J]. 中国针灸杂志，2002；(1)：33.

根据功能障碍方向选穴治疗落枕

落枕多因睡眠姿势不当或者受外来风寒入侵而引起的以颈部活动疼痛并伴有其功能活动障碍为主的急性纤维炎性疾病。笔者自1996年6月~1998年5月间收治的100例患者中，根据颈部3个生理活动期：即前屈、后伸，左、右旋转，左、右侧弯，分别选取患侧阴谷穴、手三里穴、中渚穴，用强刺激手法不留针来治疗该病，全部病例均不超过4次而治愈，现将其总结报道如下：

一、临床资料

本组病例100例，均为门诊病人，其中男57例，女43例；年龄10岁以下2例，10~25岁11例，25~40岁45例，40岁以上42例，其中年龄最小6岁，最大70岁；发病时间1天以内58例，2~4天以内25例，4~7天以内17例。

二、治疗方法

1. 选穴

根据患者颈部运动功能障碍方向分别选取：前屈或后伸障碍者选取

附录

阴谷穴；左或右旋转障碍者选取手三里穴；左侧弯或右侧弯障碍者选取中渚穴。

2. 针刺方向

（1）阴谷穴：患者俯卧，在患侧踝关节处垫一枕头，使膝关节保持屈曲120°，穴位常规消毒，选取3寸长毫针，垂直进针，针尖达皮下后向膝关节内侧斜刺，行轻捻徐入导气法，当曲泉穴下扣及针尖时，停止进针，重刺激出针，出针后嘱患者做颈椎功能障碍的前屈或后伸运动，幅度由小到大，10分钟即可。

（2）手三里穴：患者取仰卧位，屈肘关节90°，将前臂放于胸前，掌心向胸，取3寸长毫针，沿尺、桡骨中间进针，当针尖透至对侧皮下时停止进针，重刺激后将针提至穴位皮下，肘关节保持不动，掌心翻向头侧，针尖分别取向上30°和向下30°，向桡骨上方和桡骨下方刺入，行轻捻徐入导气法，当针分别达到尺骨内、外侧皮下后，停止进针，重刺激后出针。以上3刺使之在刺法上形成一个合谷刺，针后嘱患者做颈椎功能障碍的左或右旋转动作，幅度由小到大，10分钟即可。

（3）中渚穴：患者取仰卧位，双手伸直放于两侧，掌心向下，穴位常规消毒，选用2寸长毫针，在该穴位皮肤下0.2~0.3cm处进针，针尖向手心方向，取30°角斜刺进针，行轻捻徐入导气法，当对掌侧小鱼际肌上方扣及针尖时，停止进针，重刺激不留针，出针后嘱患者做颈椎功能障碍的左侧弯或右侧弯活动，幅度由小到大，10分钟即可。

三、治疗效果

1. 治疗标准

（1）痊愈：患者颈椎运动功能障碍恢复正常，疼痛消失。

（2）好转：患者颈椎运动障碍程度有所改善，疼痛有所减轻。

（3）无效：患者经以上方法4次治疗后，颈椎运动障碍没有改善，疼痛如前。

2. 治疗结果

本组病例全部治愈，其中1次治愈64例，占总数的64%；2次治愈17例，占总数的17%；3次治愈9例，占总数的9%；4次治愈10

例，占总数的 10%。其中病程与疗效的关系见附表 1：

附表 1

分组	例数	治 愈				合计（%）
		1 次	2 次	3 次	4 次	
1 天以内	58	49	6	3	0	58
2～4 天以内	25	11	8	4	2	25
4～7 天以内	17	4	3	2	8	17
合计	100	64	17	9	10	100

四、讨论

落枕多因受凉或睡眠姿势不当而导致颈椎局部气血运行受阻，寒瘀经络而引起，临床上以温经散寒、行气导滞、疏通经络为主，本病归属于中医的痹症范畴，而与"筋痹"更为接近。早在《灵枢·杂病》篇即有"项痛不可俯仰，刺足太阳，不可以顾，刺手太阳也"的记载，阴谷穴为足少阴肾经之穴，足少阴肾经与足太阳膀胱经相表里，刺之可以沟通表里二经，调动两经之经气，这样一表一里，标本兼治；阴谷穴针尖透至肝经曲泉穴下，肝经主痛症，这样激发了肝经之气达到缓急止痛，舒展痉挛之效；手三里穴，在针法上形成一个合谷刺，《灵枢·官针》有"合谷刺者，左右鸡足，针于分肉之间，以取肌痹，此脾之应也。"此刺法应合脾气，脾主肌肉，故能疏通肌肉拘急，达到行气活血之功。另外通过毫针的桥梁作用，接通手三阳及手三阴经之经气，起到平衡阴阳之功，阴平阳秘，其症乃消；颈部的侧弯动作与斜方肌上部关系密切，而手少阳三焦经正好通过斜方肌上部，根据"经络所过，主之所疾"的原理，针刺中渚穴可以疏通该处瘀阻气血消除疼痛，另外中渚穴针尖达到对侧小鱼际肌处，也就是手少阴心经之所在，心主血脉，这样激发心经经气通行血脉，使瘀滞消于无形。本组刺法，重要的是辨清颈部功能障碍方向，分别加以对待，具有选穴少，有的放矢，疗效显著，病人痛苦少，易于接受等优点，针刺后向受限方向的运动，主要是加速局部的气血循环，加快瘀阻的消除，纠正局部筋膜的卡压症状，帮助其活动范围的恢复，与以上针法形成一个累加效果。此外从附表1可以看出，病程时间越短，一次治愈率就越高，所以患病早治是关键。

五、典型病例

陈××，男，34岁，昨日因酒醉晨起后感到颈部疼痛不适，而求治于针灸门诊。检查患者右侧颈部压痛明显，肌张力高，颈部活动以后伸和向左旋转功能受限，双肩关节活动可，诊断为落枕。治疗如上法针刺患侧阴谷穴和手三里穴，强刺激出针后，患者即感疼痛较前好转，作颈部后伸及左侧旋转，幅度由小到大，5分钟后，疼痛基本消失，颈椎活动范围恢复正常而告愈。

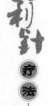

牵伸状态下运用合谷刺
治疗梨状肌损伤120例

梨状肌损伤在腰臀部损伤中是相当常见的一种疾病，其病因是由于下肢扭伤或久蹲以及感受风寒而引起，轻者下腰部及臀部疼痛，并向小腹部及大腿后面、小腿外侧放射，走路时身体呈半屈曲位，严重时行走跛行，患者自觉下肢变短，臀部酸胀发沉，偶有小腿外侧发麻，严重者臀部有"刀割样"或"跳脓样"剧痛，腹压增大时向患侧窜痛，重者甚至引起坐骨神经痛，有些患者可出现患肢发紫、发凉等症状。近年来在本病的治法上各有千秋。本文讨论的是1997—2000年期间笔者收治的梨状肌损伤病人。在梨状肌牵伸过程中，运用"合谷刺"，采用"空针"手法治疗该病（空针：即在针刺过程中，不提插捻转，不追求针感，如针刺过程中出现针感，则待针感消失后出针），取得一定效果。

一、临床资料

本组病例120例，均为门诊病人，其中男70例，女50例；年龄最小15岁，最大58岁；病程最短者为1天，最长者为两年；运动性损伤68例，风寒引起52例；急性损伤78例，慢性积累性损伤42例。

二、治疗方法

梨状肌紧张试验过程中，在梨状肌投影部位的压痛点或条索明显处为进针点。患者俯卧，暴露患侧病变部位，助手立于患侧床边，一手握住患侧踝关节上部，另一手固定膝关节，将患者膝关节屈曲90°，然后将小腿向外侧扳动，因杠杆作用，大腿处于内收、内旋位，此时梨状肌处于紧绷状态（此为梨状肌俯卧位紧张试验），扳动的幅度以患者略感疼痛为宜。助手即以此标准固定患侧下肢。术者立于患侧，在梨状肌体表投影处按压，寻找痛点或条索状物（一般在环跳穴附近），用指甲掐一记号。治疗部位常规消毒，选用0.45mm×100mm针灸针，先在治疗点上垂直刺入1针，以针尖穿过梨状肌为度（深度一般在8～10cm左右），不提插捻转，待针感消失或明显减弱后将针退至皮下（针感消失时间一般为10～30秒）。再沿梨状肌走行方向，分别向左和右用上述方法向两旁斜刺。使整个刺法形成一个"鸡爪刺"，最后出针，将小腿放平，在梨状肌体表投影部位轻轻按揉。如有多个压痛点，可以用此方法另行针刺。每日1次，10次为一疗程。

三、治疗效果

1. 疗效标准

痊愈：患者下腰部及臀部酸胀疼痛消失，行走正常，梨状肌紧张试验阴性，局部压痛轻微。

显效：患者下腰部及臀部酸胀疼痛消失，行走无跛行，梨状肌紧张试验阳性，髋关节旋外幅度明显增大，局部压痛明显减轻。

好转：患者下腰部及臀部酸胀疼痛较前缓解，跛行程度较前减轻，梨状肌试验阳性，髋关节旋外幅度略增大，局部压痛略减轻。

无效：治疗前后症状无明显变化。

2. 疗效结果

本组120例患者经一个疗程治疗，在急慢性损伤中痊愈102例，占85%；显效12例，占10%；好转6例，占5%。在运动性和风寒性损伤中，痊愈70例，占58.3%；显效29例，占24.1%；好转21例，占

17.5％。临床损伤性质与疗效的关系见附表2。

附表2　损伤性质与疗效关系（％）

类别	例数	痊愈 人数（％）	显效 人数（％）	好转 人数（％）	无效 人数（％）
急性损伤	78	74（94.8）	4（5.1）	0（0）	0（0）
慢性损伤	42	28（66.6）	8（19.0）	6（14.2）	0（0）
运动性损伤	68	49（72.0）	10（14.7）	9（13.2）	0（0）
风寒性损伤	52	21（40.3）	19（36.5）	12（23.0）	0（0）

四、讨论

梨状肌起于2、3、4骶椎前面，通过坐骨大孔，止于股骨大转子顶部。其病理是梨状肌受外界的各种刺激而损伤，使肌肉由肿胀、肥大变性、增生、甚至持续挛缩，导致坐骨大孔相对缩小，压迫坐骨神经，产生坐骨神经痛；又因局部代谢产物堆积，刺激临近的神经血管功能而产生相应的临床症状。中医将该病归属痹证范畴，其理论认为脾主肌肉，脾失健运而使肌肉失养，加上外部的不良刺激，导致局部气滞血瘀，不通而痛。本文在针刺过程当中运用"合谷刺"针法，而"合谷刺者，左右鸡足，针于分肉之间，以取肌痹，此脾之应也。"故"合谷刺"针法应合脾气，使脾气宣发升腾，健运有司，达瘀祛邪，经脉得通，痹证乃治。梨状肌的上面覆盖有臀大肌及臀中肌，在针刺过程中，上述肌肉因受刺激而产生收缩运动，加上毫针较细韧性强，所以不易刺中部位，而使大腿处于内收、内旋状态，这样就使梨状肌绷紧，就起到固定梨状肌的作用，使针刺部位相对稳定而便于针刺。另外牵伸肌肉后可使肌肉反射性放松，有利于代谢产物的排泄。在针法上实行的是"空针"，当针刺入肌肉时，被刺肌肉发生快速短收缩，并迅速舒张，针感迅速消失，条索物得到软化，压痛则消失，肌肉功能得到恢复。有的学者认为，针刺进正常状态的肌肉是不会有酸胀针感的，只有针体穿过的感觉，针感的减弱或消失，标志着肌肉超微结构与机能状态的恢复；针刺可使病变骨骼肌超微结构中扭曲、变宽，消失的"Z带"和扭曲、模糊的"M线"恢复正常。就"合谷刺"针法而言，有两针为斜刺，此组合针法以斜刺为主，现代医学证明，斜刺比直刺更能显著地促进负荷后骨骼肌的恢复。所以"合谷刺"针法更有利于梨状肌的治疗。从统计表中可以看出此针法在对急性及运动性损伤的治疗上疗效较好，对慢性、风寒性引起的损伤功效较弱些，此方法治疗过程时间短，治病速度快，值得临床推广。

五、典型病例

赵××，男，36岁，体育教师，右下肢疼痛麻木，行走时微跛行已两天。两年前有右侧臀部扭伤史，前天因气候变化受凉后症状加重，伴有右侧臀部疼痛，于1998年10月4日来我科就诊。初诊检查，右侧臀部压痛阳性，可触及阳性条索状物，直腿抬高试验阳性，内收髋试验阳性，梨状肌紧张试验阳性。诊断为梨状肌炎。用上述方法，经一次治疗后，疼痛明显减轻，走路恢复正常，共治2次而愈。随访半年无复发。

散刺架火灸疗法治疗
慢性软组织损伤120例

散刺架火灸疗法，是在传统艾条温针的基础上，通过改进的一种治疗方法，与传统的灸疗法相比，在治疗慢性软组织方面，具有安全、卫生、方便等优点，笔者近2年来运用该法收治的各类慢性软组织损伤120例，疗效显著，现报道如下。

一、临床资料

120例均为门诊病人，男76例，女44例，年龄最小16岁，最大65岁，疗程最短1个半月，最长5年，其中，颈后肌筋膜综合征20例；冈下肌损伤8例；菱形肌损伤14例；大小圆肌损伤10例；胸背部肌筋膜损伤综合征8例；网球肘17例；臀上皮神经损伤11例；腰肌劳损15例；梨状肌损伤8例；小腿三头肌损伤5例；髂胫束损伤4例。

二、治疗方法

根据病变部位，选取适宜的体位，尽量采取卧位为佳。首先用手触诊，根据压痛、结节、条索等反应选定病变范围。用圆珠笔或钢笔画一个环形的治疗圈（即治疗范围），再根据该处肌肉丰厚情况，及治疗范围内穴位的安全针刺深度，选择适宜长度的 26 号针灸针（每个治疗部位的针灸针长度应一致），治疗范围内应常规消毒，以压痛或结节条索最明显的点为中心进针点，垂直进针，达到安全穴位深度，行提插捻转手法，得气后以此点为中心向四周以每隔 0.5cm 为间距，呈辐射状丛刺进针，范围以不超出原定的范围即可。进针的深度应尽量一样深，这样使针柄保持在同一平面，然后根据针刺的范围，选定与之相应的棉块，棉块的厚度以 3mm 为宜，最后将该棉块醮 95% 的酒精，棉块的酒精量以不下滴为准，将其覆盖在针柄之上点燃，这样火焰刚好烧的是针柄，与传统针柄套艾条的作用是一致的。如果患者诉局部温度过高，可用一支装有冷水的注射器在针柄上火焰的下方平行向针柄来回射水，降低针柄的热力下传，防止针眼外皮肤及肌肉的灼伤。当棉块烧完，为一壮，也可再用。同上法更换棉块，一般每次操作更换 4~6 次。以患者治疗部位皮肤发红，患者深部有温热感即可。施治完毕后出针，治疗部位再次用络活碘消毒，防止感染。以上方法隔日 1 次，5 次为 1 疗程，共治1~2 疗程，统计疗效。

三、治疗结果

1. 疗效标准

痊愈，临床症状体征消失，局部压痛、条索、结节阴性，患者运动功能正常；显效，临床症状明显减轻，局疗压痛、条索、结节较前明显减轻，运动功能显著改善；有效，临床症状较前有所减轻，局部压痛、条索、结节较前改善减轻，运动功能有一定程度的改善；无效，治疗前后无变化。

2. 治疗结果

根据 120 例患者经上法治疗 1~2 疗程后，痊愈 87 例，占 72.5%；

显效 18 例，占 15%；有效 13 例，占 10.8%；无效 2 例，占 1.6%；总有效率 98.4%。

四、典型病例

孙×，女，48 岁，右膝关节外侧疼痛 5 月，行走时加重，大腿外侧不适感，通常发作时，走路跛行，患肢喜伸直外展位。曾服芬必得、中药及外敷膏药无效，按摩治疗无效，于 2002 年 4 月来我科求治，检查，右膝股骨外侧髁压痛，大腿外侧筋膜紧张及压痛，被动内收患肢膝外侧疼痛明显。诊断：髂胫束损伤，用上述方法治疗 5 状，隔日 1 次，第一次治疗后疼痛较前明显改善，共治 4 次，痊愈，随访半年无复发。

五、体会

散刺架火灸法，是在针柄套艾柱的温针方法演变而来，与传统温针比较，具有以下 4 个优点：①传统艾绒燃烧有烟，易污染环境，而酒精棉燃烧无烟，微尘，具有卫生性；②传统艾条燃烧时轻微触动易掉火星烫伤皮肤，而棉块燃烧不掉火星，具有安全性；③温度过高的控制，传统艾灸法以距离估针，不精确，而架火灸疗法温度可以用注射器射水来控制，具有准确性、灵活性；④传统艾灸法因艾柱的长短、点燃时的先后等原因，温度下达不一致，影响局部的热效应，而架棉法，是所有的针同时加热，热效应具有统一性和整体性。

散刺法是在传统阿是穴刺法上所得，在针法上具有多针效应，局部的这种多针同时针刺，使局部的软组织受到一个机械挤压，根据生物电原理和压电学原理，在施术处，多针丛刺对软组织形成挤压，此机械能将转变为热能，将小血管扩张，加强局部的营养供应，另外，多针对组织末梢的温针温热刺激可使局部细胞活力增强，淋巴循环加快，这样大大提高了局部新陈代谢的能力，加快了局部的致痛物质如肌肝、乳酸等代射产物的排泄。也有学者认为，多针刺法，可使病损的骨骼肌超微结构如扭曲、模糊消失的肌丝中"Z"带和"M"带重新排列整齐，另外多针丛刺在灸法上，使深度受损的软组织透热更充分，这种被导入的火热，通过腧穴、经脉，在人体内可以直接激发经气，鼓舞血气运行、温壮阳气，使沉寒久瘀得散，使经脉在很短的时间内得以疏通，所以治病迅速。

神经根移位法针刺治疗腰椎间盘突出症

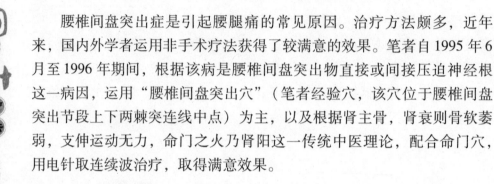

腰椎间盘突出症是引起腰腿痛的常见原因。治疗方法颇多，近年来，国内外学者运用非手术疗法获得了较满意的效果。笔者自 1995 年 6 月至 1996 年期间，根据该病是腰椎间盘突出物直接或间接压迫神经根这一病因，运用"腰椎间盘突出穴"（笔者经验穴，该穴位于腰椎间盘突出节段上下两棘突连线中点）为主，以及根据肾主骨，肾衰则骨软萎弱，支伸运动无力，命门之火乃肾阳这一传统中医理论，配合命门穴，用电针取连续波治疗，取得满意效果。

一、临床资料

本组病例均有腰腿痛症状且均经 CT 检查，提示有腰椎间盘突出。其中 L_4、L_5 椎间盘突出 28 例；L_5、S_1 腰椎间盘突出 14 例；腰椎活动前屈受限 37 例；后伸受限 5 例；病程 1 月以内 15 例；1 月以上 3 月以下 12 例；3 月以上 15 例。

二、治疗方法

患者俯卧，进针部位常规消毒（如患者腰椎间隙窄小，可在患者的腹部垫一个枕头），选用 3 寸毫针在腰椎间盘突出部位上下两突连线中点（笔者经验穴）进针对针，针尖略向患侧偏 20°～30°边捻转边进针，当针下有一突感时（X 光腰椎侧位片示针尖达到椎间孔）再向前进针 1～2mm，此时患肢有触电样感觉，下传到拇趾或足后跟（L_4、L_5 椎间盘突出传至拇趾，L_5、S_1 椎间盘突出传至足后跟），针刺命门穴，针尖向上斜刺 1.6～3.3cm，行补法，以针下出现紧涩发沉感为好，用 G6805－1 型治疗仪，接通两针柄，用连续波，频率为 2 挡，输出电流以患者耐受为度，此时患侧肢出现明显节律弹跳，如 L_4、L_5 椎间盘突出，在胫前肌或腓骨长肌处弹跳明显；如 L_5、S_1 椎间盘突出在跟腱处弹跳明显为佳。留针30分钟，每日1次，10次为一疗程。

三、疗效标准

A 痊愈：腰痛及坐骨神经痛消失，腰部运动正常，能参加正常的工作和劳动。

B 好转：腰痛及坐骨神经痛基本消失，能做些轻微的体力劳动。

C 显效：腰痛及坐骨神经较前减轻，行走较前改善，下肢发麻感同前。

D 无效：治疗3个疗程，临床症状未见明显改善。

四、结果

本组病42例，痊愈39例，占92.8%；好转2例，占4.7%；有效1例，占2.3%；其中2例只达到好转，因其他原因出院，本组病例平均住院天数为14.7天（附表3）。

附表3　疗效与疗程的关系

病　程	例数	痊愈		好转		有效		无效		平均住院天数
		例	（%）	例	（%）	例	（%）	例	（%）	
1月以内	15	15	100					0		10.2
1~3月	12	11	91.6	1	8.3			0		14.9
3月以上	15	12	80	2	13.3	1	8.6	0		19

五、典型病例

罗安心，男，37岁，荆门市石桥镇老山六组农民，住院号2609，1996年3月15日入院。

主诉：去年4月起，左侧臀部外上方出现疼痛，行走时疼痛更甚，在当地医院行针灸、封闭等治疗后，症状有所减轻，近两月来因受凉复又出现左下肢疼痛，伴有发麻、行走及坐位时加剧，复到当地治疗，效果不佳。

查体：被迫体位，腰椎左侧弯，腰部活动范围为：前屈20°，后伸25°，左侧弯15°，右侧弯30°，直腿抬高试验，右侧70°、左侧30°，屈颈试验（＋），跟腱反射左侧明显减弱，L_5、S_1 左侧棘突旁压痛（＋），CT 示 L_5、S_1 腰椎间盘突出，突出物钙化。

诊断：L_5、S_1 椎间盘突出。

治疗：经上述方法治疗 6 次，左侧臀部及左下肢疼痛发麻消失，腰椎活动范围正常，左外踝前上方酸痛，查体屈颈试验（－），直腿抬高（－），跟腱反射较前稍增强，但仍明显弱于右侧（笔者经多例患者随访观察，此项检查多在 2～3 月后恢复，考虑为神经根长时间的受压，引起变性，因为神经轻度损伤的恢复期为 3 个月左右），又针刺阳陵泉、委中、三阴交、太冲等穴 3 天而痊愈出院，随访至今未复发。

六、分析与体会

腰椎间盘突出症在腰痛病中姜氏统计占 26% 之多[1]，其发病原因较为复杂，分突发性和潜发性，突发性是由于外伤或腰部随超负荷的压力而造成腰椎间盘突出；潜发性的原因是椎体的增生、椎间盘退行性变、椎间盘炎症反应、后关节失稳或半脱位、腰椎侧弯而引起多水平面后关节失稳以及家族遗传性引起的纤维脆弱变性等因素引起。治疗上笔者选用"腰椎间盘突出穴"在针刺时穿过硬脊膜，直达神经根部位，加上一个外源电刺激（电针治疗），使该神经的电运动信号与外源电刺激相一致，则其所支配的肌肉也产生相应的节律电信号运动，肌肉的运动同时也带动神经根的位移，使神经根与椎间盘的压迫关系发生改善。从临床不少椎间盘突出患者经本法治愈后，经 X 光片或 CT 复查时，椎间盘的位置仍无明显改变，潘氏认为"髓核的中重度突出不能还纳"[2]，这一点也可以有助于说明该病的疗效是神经发生位移而获得的疗效。同时腰痛局部也受直流电的影响产生跳动，这样可以缓解痉挛的腰肌，消除局部的炎性水肿，这样使水肿与神经根的压迫关系消除。"腰为肾之府"，腰部的疾患与肾密切相关。肾主骨，骨赖以肾气充盈。肾衰，精少，骨髓不充，肌肉萎弱，支伸运动无力，以致机体衰退，骨质疏松，肌肉萎缩，韧带松弛。合门之火乃肾阳，帮针刺合门以补法，则增益肾气，肾气足则腰壮。命门又是主一身之阳的督脉之经穴，补益命门之火，有助于阳气的条达，以上两穴联用共奏活血化瘀、通经活络、温经

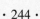

散寒之功，从而达到治疗目的。

在后期的保健中，应加强体育锻炼，使腰肌发达，注意姿势及力量的平稳均衡，预防腰扭伤，卧硬板床，少做强体力劳动。另外，患病要治，从统计表中可以看出，病程越短疗程越短，疗效越好。

参考文献

［1］姜元栋. 腰椎间盘突出症姜氏图谱［M］. 北京：今日中国出版社，1990.

［2］潘志平，李光岩. 腰椎间盘突出症康复治疗前后 B 超检查对比分析［M］. 中国康复，1992.

宣肺论治膝关节内侧痛

膝关节内侧痛为临床上常见疾患，通常与关节韧带劳损、骨质增生、半月板疾患以及滑膜炎等因素有关，笔者将临床上遇到的一些难治的与上述病因无关的 23 例膝关节内侧痛患者，通过宣发肺气、疏滞行气之法治疗，疗效满意，现总结如下。

一、病例选择

本组病例以中老年女性居多，膝部多无症状，其起病多隐袭，无明显诱因，局部疼痛明显，但痛点模糊，关节周围无红肿发热，无扭伤、慢性劳损史，排除骨质增生、半月板、滑膜等疾患。本组病例 23 例，其中男 9 例，女 14 例，年龄均在 35～64 岁之间。

二、治疗方法

选穴：列缺、鱼际、合谷、肺俞、三阴交、膻中，以上穴位除膻中外，均选双侧。

操作：患者取坐位，穴位常规消毒，选择适宜毫针。鱼际、合谷穴直刺，行平补平泻手法、使针感向上行传导，力求气至肺部；膻中穴在该穴上 0.5 cm 处，进针，向下平刺，针刺以透过该穴为度，右手以快速捻转手法行针，左手大拇指在该穴上按压，加强针感，使整个胸肺部有一种闷胀感向深部扩散；三阴交穴垂直进针约 6.5 cm 左右，以透至悬钟穴为度。行补法：肺俞穴选用 3 寸毫针自风门穴透心俞穴平刺，行捻转手法；中度刺激量，使针感与前侧膻中穴相接。以上穴位每隔 10 分钟行针 1 次，每天 1 次，10 次为一疗程。

三、结果

本组病例均治愈，膝关节内侧痛消失，关节活动正常。其中经 7 次治愈者 8 人，占 34.7％；经 8～10 次治愈者 12 人，占 52.1％；经 11～15 次治愈者 3 人，占 13％。

四、典型病例

赵××，女，56 岁，右膝关节内侧痛 2 年余，经 X 光摄片及风湿、类风湿因子检查均正常，多家医院以老年性膝关节炎治疗，疗效欠佳，后来我院求治，体检见患者膝关节无红肿，局部无明显压痛点，患者以下蹲或上、下台阶时疼痛加剧，研磨试验、侧偏试验、浮髌试验均为阴性，治疗按上述方法，7 次治愈。

五、讨论

膝关节内侧痛属中医的痹症范畴，按针灸学经络诊断与肝、脾、肾三经甚为密切，以厥阴肝经为病占其主。肝属木，肺属金，追因溯源本症应是肺金壅滞克制了肝木的条达，肝木失于疏泄克制了脾土的运化，使气血淤阻于膝而痛生。另肺主一身之气的运行，肺朝百脉，其气主升，治疗以宣发为主；肺为肾之母，肺气宣通有助于肾水的生成，肾水又是肝木之源，这样形成一个良性循环，使肝、脾、肾三经得通，其症自消。

选穴上列缺为肺经的络穴，也是八脉交会穴之一，通其任脉，与气会膻中穴、鱼际穴相配，起宣发脾气、疏瘀达邪之作用。肺俞穴针法上自风门穴透心俞穴，既宣发了肺气又通其心经，使血脉得畅，这样达到了气血同治的目的，同时与膻中穴针法相呼应，形成了前后夹击之势，使宣发作用更加完全。合谷、三阴交穴为补气活血之要穴，起活血化瘀之功；合谷穴为与肺相表里的大肠经之穴，起表里兼治的作用；三阴交

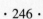

为肝、肾、脾三经的交会穴，可调动肝、脾、肾三经的经气，疏通膝关节内侧局部的瘀阻。以上达到标本兼治的作用。

圆利针三点三通法治疗髂胫束损伤72例

髂胫束损伤是引起膝关节内侧痛的常见原因之一，常常被误诊为膝关节炎或风湿性关节炎，而往往疗效欠佳。笔者自1997年6月至2003年5月诊治的72例髂胫束损伤的病例中，运用特制圆利针，选用髂胫束的起点、中点和止点，采用"合谷三通刺法"取得满意疗效。

一、临床资料

1. 一般资料

诊治的72例病例均为门诊病例，其中男42例，女30例，年龄19~65岁，病程最短1月，最长5年。

2. 诊断标准

（1）症状：患侧大腿外侧疼痛，伴有膝关节外侧疼痛（部分患者膝关节内侧痛），酸软无力，严重者因疼痛而行走跛行。膝关节局部无红肿及压痛点，并拢膝关节时下蹲困难，并伴有膝关节外侧或股外侧疼痛，身体负重时不能侧行。

（2）体征：患侧股骨大粗隆附近和股骨外上髁附近以及股骨中下段压痛，或可扪及条索状痉挛结节，大腿内收活动时加重，髂胫束紧张试验阳性。

二、治疗方法

1. 针具

采用自行设计、江苏省泰兴市医疗用品厂生产的特制圆利针（针长75mm，直径0.7mm）。

2. 针刺点

选取患侧股骨大粗隆阳性结节压痛点（或髂前上脊阳性结节压痛点），股骨中下段1/3处（即髂胫束处）阳性条索压痛点以及股骨外上髁阳性结节压痛点为针刺部位。

3. 针刺方法

阳性针刺点选取后，常规消毒，沿条索结节方向平刺，进针 6~7cm 后将针退至皮下，分别向左右旁开 30 度角平刺，使针法上形成三个方向的"合谷三通刺法"。股骨大粗隆点和髂胫束点分别向下刺，股骨外上髁点向上刺。针刺后不留针，用消毒棉球按压针孔。出针后屈髋屈膝几下，被动内收患肢于最大部位后结束治疗。以上治疗隔天 1 次，7 次为一疗程。

三、疗效分析

1. 疗效标准

（1）痊愈：患肢股外侧疼痛及膝关节内侧疼痛消失，并拢膝关节下蹲正常。

（2）好转：患肢股外侧疼痛及膝关节内侧疼痛基本消失，并拢膝关节下蹲时，有轻微紧绷感。

（3）无效：经 7 次治疗前后膝关节及股骨外侧症状无明显改善。

2. 治疗结果

本组病例经 7 次治疗后，痊愈 60 例，占 83%；好转 8 例占 11%；无效 4 例，占 6%。

四、典型病例

刘××，女，46 岁。右膝关节外侧疼痛半年，行走时加重，伴膝关节无力及右大腿外侧不适感，天气变化受凉时加重。曾以膝关节炎行针灸、理疗及中药治疗，疗效欠佳。检查：右膝关节外侧无红肿及压痛，膝关节屈伸可，右侧股骨大粗隆和股骨外上髁以及髂胫束处压痛并可扪及挛缩条索状结节，髂胫束紧张试验阳性（患者仰卧，健侧在下，术者一手握患肢踝部，屈膝 90°，另一手固定骨盆，然后外展患侧大腿，同时伸直大腿，使之与躯干处于同一直线，即水平位，正常时迅速除去支持，因阔筋膜张肌的收缩，肢体不下落或稍上举。如髂胫束挛缩，则肢体被动地维持于外展位，并可在髂嵴与大粗隆间摸到挛缩的髂胫束，即为阳性），抗 O、血沉、类风湿因子化验结果正常，右膝关节 X 线片未见异常，诊断为髂胫束损伤，用圆利针三点三通法治疗 5 次后痊愈。随访 1 年无复发。

五、讨论

髂胫束位于大腿的外侧，为阔筋膜的加厚部分，是起于髂前上棘的阔筋膜张肌向下移行而成，止于胫骨外上髁，是人体最长最宽的筋膜条带。因长期反复屈膝、直接暴力挫伤，引起髂胫束部肿痛，局部代谢产物滞留而产生疼痛。另外髂前上棘阔筋膜张肌起点处还有缝匠肌起于此，并斜向下内止于胫骨上端内侧面，因而其起点的损伤挛缩，累及缝匠肌而引起膝关节内侧痛。当天气变化气温较低时，血液循环减慢，进一步使代谢产物滞留而加重病情。中医认为本病属痹症范畴，因风寒湿三气杂至加之劳损致使气滞血瘀，集聚成痹，少阳经脉失之温和，拘急成索，不通而痛。

进针部位为少阳胆经走行部位，针刺可疏通少阳经经气，使膝关节外侧痛及髂胫束处挛缩得解；《内经》有云"肝有疾，其气藏于两髀"。膝关节内侧为肝经走行之部位，所以在两髀针刺，可以疏通肝经气血，使膝关节内侧痛得解。

另外，圆利针是根据古代九针之圆利针改良而成，保持古九针中圆利针粗大的特点，为古九针治"暴痹"之特有针具。当针刺入挛缩变性的肌肉或肌腱时，对局部形成一个张力性挤压。中医认为"压之令气散"，解除了局部的气滞状态，使挛缩的筋膜或肌肉得以平复。刺法上分别向 3 个方向针刺，形成"合谷刺"针法，应合脾气，脾主肌肉，使拘急的肌肉迅速得以调复。

现代医学研究证明：在肌张力过高的部位针刺，可缓冲其紧张度，有利于止痛；可使循环系统血管扩张体表和肌肉的温度升高，血液供氧量和环流量也增加。由于血液循环的改善，组织内致痛物质可随着血流的加快而清除，这些结果表明阳气被针刺激发，阴寒之气因针刺而抑制，这样促使脉道畅通，血气乃行，从而使挛缩的髂胫束得到平复，膝关节内外侧痛得以缓解。

针刺膝眼穴治疗痛经 60 例

本组 60 例病例均为门诊病人，年龄最小 16 岁，最大 41 岁；病程最短 2 个月，最长 18 年。其中经妇检无其他器质性痛经 39 例；子宫内膜异位 1 例，急慢性盆腔炎 4 例，子宫颈狭窄 16 例。患者以头痛为主 25 例，以小腹痛为主 29 例，以环脐疼痛为主 5 例，以牙痛为主 1 例。

1. 选穴

取内外膝眼穴，左右腿交替针刺。

2. 操作

患者仰卧位，施术膝关节屈曲 90°，穴位常规消毒，选用 28 号 13cm 长毫针，于内外膝眼穴垂直进针约 10cm，行提插捻转补法，中等强度刺激，针感达到要求后出针，每日 1 次，3 次为一疗程，每疗程以痛经发作当天开始，治疗连续 3 个月经周期。

3. 疗效标准

痊愈为疼痛消失，伴随症状也消失，随访 3 月未复发；有效为疼痛及伴随症状消失，但停针后又复发；好转为疼痛较前减轻，伴随症状消失；无效为疼痛稍有缓解，但伴随症状不消失。

4. 结果

本组病例经治疗 3 疗程及随访一月后，痊愈 54 例，占 90.0%；有效 3 例，占 5.0%；好转 1 例，占 1.7%；无效 2 例，占 3.3%。有效、好转、无效 6 例全部为继发性痛经。多数病例均在针刺后疼痛即刻消失，其中第 1 疗程痊愈 28 例，第 2 疗程痊愈 10 例，第 3 疗程痊愈 16 例。

5. 讨论

痛经是妇女正值经期或行经前后出现以周期性疼痛为主的一类病症。中医认为痛经与肝、肾、冲、任等经脉相关，肝肾不足，胞脉失养，导致气机不畅，瘀阻胞中而得，治宜温补肝肾，行气导滞。内外膝眼穴治疗痛经系笔者在临床为一痛经患者治疗膝关节炎时偶尔所得。《灵枢·杂病》云："肾有疾，其气藏于两腘"。内外膝眼长针深刺，针尖已达到两腘窝，从而疏导了肾气，因肝肾同源之理，肾气舒畅则肝气也得以运化，使宗筋得舒，疼痛乃消。另外笔者发现在非痛经期针此二穴无预防作用，且痛经时针腘窝之穴委中疗效不如膝眼。历代医书中并无膝眼治痛经的报道，其道理有待同道进一步探讨。

罐内燃烧排气拔罐法

一、拔罐疗法概述

拔罐疗法以其独特的行气活血、温经通络、消肿止痛、祛湿逐寒、泻热除毒等作用，一直为针灸医界所推崇。其罐子的制作从古代的兽角罐、竹罐到后来的陶罐、金属罐、橡皮罐、塑料罐、玻璃罐。与其对应的拔罐方法有：兽角罐、竹罐用煮沸排气拔罐法，陶罐、金属罐、玻璃罐用火力排气拔罐法，橡胶罐用挤压排气拔罐法，塑料罐用抽气式拔罐法。就其优劣而言，兽角罐造价高，现已基本不用，竹罐拔罐时易形成罐口烫伤及易暴裂漏气，金属罐易烫伤皮肤，陶土罐较重且易碎，抽气罐反复使用率低，抽气孔易损坏，达不到拔罐之效，橡皮罐吸力太小，以上几种火罐基于以上几个缺点，临床上基本很少使用。目前常用的是玻璃罐，其罐体透明，易于观察罐内皮肤充血淤血的程度，易于掌握治疗的强度等，因此被广泛用于临床。玻璃火罐的排气法有投火法、闪火法、贴棉法、架火法等几种，运用起来或者吸拔力小或者操作复杂、安全性能差，笔者在临床工作实践中，发现一种安全简便的拔罐法，现将其介绍如下。

二、罐内燃烧排气拔罐法

1. 操作方法

拔罐时患者取舒适体位，常规处理吸拔部位，术者根据患者要求选定大小合适的玻璃罐持于左手，右手用长镊夹取一蘸有95%酒精的棉球，在玻璃罐内侧壁来回涂擦，使罐壁上沾上95%酒精，其量以罐口倒立时酒精不滴下为度，然后点燃镊子上的酒精棉球，罐子靠近吸拔部位，再用点着的棉球点燃罐内酒精，方法与闪火法相似，然后迅速将玻璃罐扣在吸拔部位即可。

2. 注意事项

（1）在内侧壁涂酒精时，以不超过玻璃罐颈部为宜，罐口如沾有酒精应擦干，以免点火时形成玻璃罐口燃烧，造成烫伤。

（2）酒精浓度以 95% 为宜，因为酒精浓度越高，燃烧时越充分，火力越大，排除空气越快，吸拔力越强。

（3）火罐内酒精的留存量以罐口倒立时不滴下为度。若罐内酒精留存量过多，在点火时火焰下滴形成皮肤烫伤，留存量过少，燃烧时火力不足不能完全排出内部空气。

（4）点燃火罐时，其口应横向放置，罐口不要对着患处，以免在点燃时火罐火焰向外喷射，烧伤皮肤。

（5）因火罐吸拔力大，不易用于走罐，只适用于留罐，如必须走罐，用手压住罐口边皮肤，使空气进入一些，减少罐内负压，留罐时间应根据罐内皮肤充血瘀血程度而确定，不能按常规时间而定，以免形成吸拔太过或达不到目的。

三、分析

此方法在罐内形成燃烧，排气充分，吸力大，且吸附皮肤后，罐内因缺氧而火焰自灭，酒精即使没有完全燃烧也不会对皮肤形成烫伤，就其与火罐的投火法、贴棉法、闪火法、架火法相比具有更安全、更简便、吸拔力更大等优点。

调理三焦治晕车 60 例疗效观察

一、诊断标准

晕车病为乘车一定时间后，出现面色苍白、眩晕或伴有恶心呕吐、心慌等症的一种因动而发作的疾病。平时不乘车时不发作。根据其眩晕病情的轻重，将其分为轻度、中度和重度晕车。

（1）轻度晕车：乘车一定时间后，出现疲劳、恶心、心慌不适感，下车稍作休息后，症状消失。此类患者只坐封闭式汽车才发病，而敞口车（如拖拉机或人力车）则无晕车感。

（2）中度晕车：乘车一定时间后，出现疲劳、呕吐恶心、心慌眩晕，下车休息30~60分钟后可自行缓解。此类患者只坐封闭式汽车才发病，而敞口车则无晕车感。

（3）重度晕车：乘车一定时间后，出现疲劳、恶心呕吐、心慌、眩晕，下车后60分钟症状仍不缓解。此类患者坐任何车均发病。

二、临床资料

晕车患者均为本院门诊病人，根据其临床症状体征及发病性质（乘车一定时间后发病，不乘车则不发病）确诊为晕车。按接诊顺序随机分为临床组与对照组（附表4）。

附表4

组别	例数	性别（例）		年龄（岁）		病程	
		男	女	最小	最大	最短	最长
治疗组	60	25	35	4	52	1年	32年
对照组	60	23	38	4	48	8月	30年

三、治疗方法

1. 治疗组

取委阳穴及液门穴，均取双侧。委阳穴针刺时选用7cm毫针向腘窝处针刺，进针7cm左右，平补平泻，达到针感后出针。液门穴针刺时选用4.5cm寸毫针，向少府穴方向针刺，进针3cm左右，平补平泻达到针感后出针。以上针刺方法，每日1次。

2. 对照组

采用口服苯海拉明治疗。将患者根据年龄给药，14岁以下口服苯海拉明25mg/次，2次/日；14岁以上患者口服苯海拉明50mg/次，2次/日。

以上两组均治疗4天后进行乘车观察，统计临床疗效进行统计学处理。

四、疗效观察

1. 近期疗效标准

（1）痊愈：乘车观察无任何眩晕不适感。

（2）好转：乘车观察，晕车程度依据诊断标准下降一个晕车程度为好转。

（3）无效：乘车观察，晕车程度无任何改变。

2. 远期疗效标准

随访半年后，乘车观察，疗效标准同近期疗效标准。

3. 治疗结果见附表5

附表5

组别	总例数	近期				远期			
		痊愈	好转	无效	有效率（%）	痊愈	好转	无效	有效率（%）
轻度晕车	8	8	0	0	100	8	0	0	100
中度晕车	47	35	7	5	89.36	32	10	5	89.36
重度晕车	5	3	1	1	80	3	1	1	80

附表6　对照组近期疗效与远期疗效比较

组别	总例数	近期				远期			
		痊愈	好转	无效	有效率（%）	痊愈	好转	无效	有效率（%）
轻度晕车	10	10	0	0	100	2	2	6	40
中度晕车	45	29	10	6	86.66	6	6	33	26.66
重度晕车	5	0	1	4	20	0	0	5	0

从附表5可以看出针刺治疗组近、远期疗效，经统计学处理 $P > 0.05$，差异无显著性意义；从附表6可以看出药物对照组，经统计学处理 $P < 0.01$，差异有显著性意义；药物组与治疗组近期疗效对比

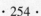

$P > 0.05$，疗效差异无显著性意义；药物与治疗组远期疗效对比 $P <$ 0.01，疗效差异有显著性意义。以上说明针刺治疗组与药物治疗组在近期疗效对比无明显差异，远期疗效对比中针刺治疗组疗效远远高于药物治疗组。

五、典型病例

张××，女，32 岁，晕车 18 年。乘车时面色苍白，恶心呕吐，心慌，每次乘车后需休息一周晕动感才消失。平时乘人力车也发生眩晕。口服苯海拉明无效。经人介绍来本院求治。就诊时因乘车而来，患者被扶入诊室。面色苍白，四肢发凉，双眼紧闭，诉心慌，胸闷，恶心（已在下车时呕吐过）。经针刺委阳双侧、液门双侧后，上述症状迅速缓解，感胃部不适，后又针刺左内关、右侧足三里，诸症消失。二诊时患者走入病房，诉只有轻微的恶心、心慌感。治疗 4 次后未再诊治。半年后随访已痊愈。

六、讨论

晕车为人群中常见晕动病之一。平时一般不发病，该病的发生与乘车有密切关系。中医认为该病为乘车时三焦脏腑气血因车的颠簸而发生振动，使气血发生逆乱，运行失调，从而使三焦失司，出现面色苍白、恶心呕吐、眩晕等症。《中藏经》认为，三焦"总领五脏六腑，营卫经络，内外左右上下之气也"。三焦主持诸气，通行元气，是气的升降出入通道，总司全身气机的作用。所以其治法为调理三焦脏腑，使气血归元。

委阳穴为膀胱经腧穴，膀胱经为多气少血之经，重在调理气，五脏六腑均在此经上有相应的俞穴，也就是说此经可以调理五脏六腑的气。气行则血行，所以针刺委阳穴可以调和五脏六腑的逆乱的气血。其本质为通调三焦。《邪气脏腑病形曰》："三焦合入委阳，称为三焦下腧"。根据《内经》"合治内腑"的原则，委阳穴为三焦的下合穴，可以调节三焦，总司之脏腑。委阳穴通过以上调节机制，使三焦气血恢复迅速。

《内经》有云"病变于色取其荥"。晕车时患者面色苍白，按其三焦理论及《内经》法则，取其液门穴，针刺时透向心经少府穴，而少府为心经荥穴，心经主导全身血脉运行，所以针刺液门透少府两荥穴，调动了三焦经及心经两条经脉，使气血失衡状态迅速得以恢复。

通过以上两穴位的二重调节作用，三焦经气血运行逆乱状态迅速得以缓解。与口服盐酸苯海拉明对比，近期疗效无明显改变（$P > 0.05$），无显著意义。远期疗效对比有明显改变（$P < 0.01$），有显著意义。该疗法取穴少，操作简单，临床意义较大，值得临床推广。

主要参考书目

［ 1 ］贺普仁.针灸治痛[M].北京:科学技术文献出版社,1990.

［ 2 ］金伯华.金氏针灸临床精碎[M].上海:人民卫生出版社,2005.

［ 3 ］党东旭.多功能新液针刀疗法[M].北京:人民军医出版社,2004.

［ 4 ］李平华.肩周炎[M].北京:人民军医出版社,2004.

［ 5 ］郑光亮,陈镇浩.痛症的诊断与治疗[M].北京:人民军医出版社,2003.

［ 6 ］北京按摩医院.按摩治疗学[M].北京:华夏出版社,1991.

［ 7 ］吴汉卿.吴氏九针刀三维疗法[M].北京:世界医药出版社,2002.

［ 8 ］张文兵,霍则兵.肌肉起止点疗法——反阿是穴[M].上海:人民卫生出版社,2002.

［ 9 ］郑光亮,袁汉.刀中刀疗法[M].北京:人民军医出版社,2003.

［10］刘方.人体解剖学[M].上海:人民卫生出版社,1998.

［11］黎云青.四肢神经卡压综合征[M].南昌:江西科学技术出版社,2000.

［12］田纪钧.刃针疗法[M].北京:世界医药出版社,2001.

［13］陈德松,曹光富.周围神经卡压性疾病[M].上海:上海医科大学出版社,1999.

［14］柳登顺,赵利连,张吉林,等.实用颈腰肢痛诊疗手册[M].郑州:河南科学技术出版社,2002.

［15］宣蛰人.宣蛰人软组织外科学[M].上海:文汇出版社,2002.

［16］朱汉章.小针刀疗法[M].北京:中国中医药出版社,1992.

［17］朱杰.软组织损伤特殊试验[M].北京:中华医学音像出版社,2002.

图书在版编目（ＣＩＰ）数据

圆利针疗法—运动损伤中西医结合针灸疗法 / 胡超伟著. －3版.

— 武汉：湖北科学技术出版社，2014.10

ISBN 978-7-5352-3879-5

Ⅰ．①圆… Ⅱ．①胡… Ⅲ．运动－损伤－针灸疗法

Ⅳ．R246.9

中国版本图书馆CIP数据核字（2007）第166630号

责任编辑：梁　琼　　　　　　　　　　　封面设计：喻　杨

出版发行：湖北科学技术出版社　　　　　电话：027-87679468

地　　址：武汉市雄楚大街268号　　　　邮编：430070

　　　　　（湖北出版文化城 B 座 13-14 层）

网　　址：http://www.hbstp.com.cn

印　　刷：武汉立信邦和彩色印刷有限公司　　　邮编：430026

700×1000　1/16　　　　　　　17 印张　4 插页　260 千字

2014 年 10 月第 3 版　　　　　　　　　2014 年 10 月第 3 次印刷

定价：68.00 元